W. F. Kümmel
H. Siefert

Kursus der medizinischen Terminologie

CompactLehrbuch

Werner Friedrich Kümmel
Helmut Siefert

Kursus der medizinischen Terminologie

CompactLehrbuch

7., überarbeitete
und erweiterte Auflage

Mit 8 Abbildungen

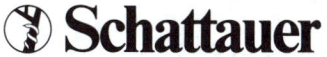 Schattauer

Prof. Dr. phil. Werner Friedrich Kümmel, Jahrgang 1936. Ab 1970 am Senckenbergischen Institut für Geschichte der Medizin der Universität Frankfurt am Main, 1973 Habilitation, 1976–1985 am Medizinhistorischen Institut der Universität Mainz, 1986–1988 Leiter des Instituts für Geschichte der Medizin der Robert-Bosch-Stiftung in Stuttgart, seither des Medizinhistorischen Instituts der Universität Mainz.

Prof. Dr. med. Helmut Siefert, Jahrgang 1939. Seit 1971 am Senckenbergischen Institut für Geschichte der Medizin der Universität Frankfurt am Main.

1. Auflage 1974
2. Auflage 1976
3. Auflage 1980
4. Auflage 1984
5. Auflage 1988
6. Auflage 1992

Die Deutsche Bibliothek – CIP-Einheitsaufnahme
Kümmel, Werner Friedrich:
Kursus der medizinischen Terminologie : CompactLehrbuch /
Werner Friedrich Kümmel ; Helmut Siefert. – 7., überarb. und erw. Aufl. –
Stuttgart : Schattauer, 1999.
  ISBN 3-7945-1935-3

© 1999 F. K. Schattauer Verlagsgesellschaft mbH, Lenzhalde 3, 70192 Stuttgart
Printed in Germany

Satz: Fotosatz Weyhing GmbH, Ostfildern-Ruit
Druck und Bindung: Mayr Miesbach, Druckerei und Verlag GmbH, Miesbach

ISBN 3-7945-1935-3

Vorwort zur siebten Auflage

Für die neue Auflage haben wir wiederum eine Reihe von Verbesserungen und Ergänzungen vorgenommen, um didaktischen Erfordernissen einerseits, dem Wandel der medizinischen Fachsprache andererseits Rechnung zu tragen. Die Auswahl des Stoffes wurde erneut überprüft und aktualisiert, die bewährte Anlage des Buches im ganzen aber beibehalten. Vermehrt haben wir die Zahl der Abbildungen und Tabellen, wobei wir neben der Anatomie auch die klinische Medizin berücksichtigt haben. Neu aufgenommen haben wir außerdem eine Auswahl lateinischer Redewendungen. Für die Anfertigung des Registers danken wir Frau Sigrid Seidenthal.

Mainz und Frankfurt a.M.,   Werner Friedrich Kümmel
Frühjahr 1999   Helmut Siefert

Vorwort zur dritten Auflage

Die Approbationsordnung für Ärzte, die zum Winter 1972/73 in vollem Umfang in Kraft trat, schrieb erstmals einen „Kursus der medizinischen Terminologie" als Pflichtveranstaltung im vorklinischen Abschnitt des Medizinstudiums vor. Die Fachsprache der Medizin ist allerdings ein weites Feld, so daß es schwierig ist, den Studienanfänger innerhalb eines Semesters sinnvoll in sie einzuführen. Um so notwendiger ist eine wohlüberlegte Auswahl und Darbietung des Stoffes. Dieses Taschenbuch beschränkt sich darauf, die sprachlichen Grundlagen der anatomischen Nomenklatur und der klinischen Terminologie in einem Minimalprogramm zu vermitteln. Sprachliche – nicht sachliche – Gliederungsprinzipien, wie wir sie dabei zugrunde gelegt haben, besitzen im medizinisch-terminologischen Unterricht nach unseren Erfahrungen durchaus einen didaktischen Wert. Das bedarf, soweit es um die lateinischen Deklinationen geht, angesichts der inzwischen erheblichen Zahl von Studenten ohne Lateinkenntnisse keiner Begründung. Aber auch im vierten Abschnitt des Buches erwies sich eine sachliche Anordnung als unzweckmäßig, weil viele Wortelemente als Bestandteile von Begriffen verschiedener medizinischer Fächer vorkommen.

Unser Buch ist auf begleitenden Unterricht angelegt. Daher nennen wir wohl für anatomische und klinische Termini, für Wortelemente und für Einzelbegriffe Bedeutungen, nicht hingegen für die angeführten Beispiele. Bedeutungsumfang und -varianten wichtiger Begriffe und Wortelemente lernt der Student am besten dadurch kennen, daß er sich mit Hilfe des Registers die Bestandteile der Beispiele verständlich macht und sich dabei zusätzlich im Umgang mit medizinischen Lexika und Lehrbüchern übt. Wie die Erläuterung der Beispiele, so bleiben auch allgemeine Probleme der medizinischen Fachsprache dem Unterricht vorbehalten (z.b. Charakteristika und Entwicklung; Terminologie und Nomenklatur; Synonyme, Homonyme, Eponyme, Fachsprache und Umgangssprache).

Für die dritte Auflage haben wir die Stoffauswahl sorgfältig überprüft und an vielen Stellen verändert. Dabei haben wir einmal die lateinischen Begriffe in der klinischen Terminologie stärker berücksichtigt, zum andern einen Abschnitt mit ausgewählten Beispielen für die Anwendung der medizinischen Fachsprache neu hinzugefügt. Trotz dieser Ergänzungen ist auch die Neuauflage kein umfassendes Lehrbuch, sondern ein knapper, auf Studienanfänger abgestimmter Leitfaden, der den Unterricht erleichtern soll, ihn aber nicht ersetzen kann.

Unser besonderer Dank gilt auch diesmal wieder dem F. K. Schattauer Verlag für die verständnisvolle Zusammenarbeit sowie für die sorgfältige und schnelle Drucklegung. Außerdem danken wir Herrn Dr. med. Peter Schlepper, Frankfurt am Main, für seine Mitarbeit an Kapitel VI, Abschnitt D.

Mainz und Frankfurt am Main,
im November 1979

Werner Friedrich Kümmel
Helmut Siefert

Denkanstöße zum Thema

„Nisi enim nomen scieris, cognitio rerum perit."
„Wenn du keinen Begriff kennst, hört die Erkenntnis der Dinge auf."
    Isidor von Sevilla: Etymologiarum sive originum libri XX (um 600)

„Was ist Originalität? Etwas *sehen*, das noch keinen Namen trägt, noch nicht genannt werden kann, ob es gleich vor aller Augen liegt. Wie die Menschen gewöhnlich sind, macht ihnen erst der Name ein Ding überhaupt sichtbar. – Die Originalen sind zumeist auch die Namengeber gewesen."
    Friedrich Nietzsche: Die fröhliche Wissenschaft (1886)

„...ein zweckmässig gewählter Ausdruck macht dem allgemeinen Verständnisse etwas sofort zugänglich, was ohne ihn jahrelange Bemühungen höchstens für Einzelne aufzuklären vermochten... Neue Namen sind nicht zu vermeiden, wo es sich um thatsächliche Bereicherungen des erfahrungsmässigen Wissens handelt."
    Rudolf Virchow: Die Cellularpathologie (1858)

„Wenn es ein Gewinn für die Wissenschaften ist, oft wiederkehrende Erscheinungen, deren Zusammenhang wir nicht einsehen, durch abstrakte Ausdrücke zu bezeichnen, so führt dagegen diese Bezeichnung auch den Nachtheil mit sich, daß sie den Forschungsgeist einschläfert, da man (um mich eines analytischen Gleichnisses zu bedienen) durch den langen Gebrauch x und y nach und nach als bekannte Größen betrachtet, und mit dem *Bedürfnis der Sprache* auch das *Bedürfnis des Verstandes* befriedigt wähnt. Eine gewisse Ausbildung der Sprache, eine solche nemlich, welche der Ausbildung der Ideen *voreilt*, kann daher oft den Fortschritten des Denkens hinderlich seyn..."
    Alexander von Humboldt:
    Versuche über die gereizte Muskel- und Nervenfaser... (1797)

„Ich sehe demnach nichts Besseres für mich, als die Methode der Ärzte nachzuahmen, welche glauben, ihren Patienten sehr viel genutzt zu haben, wenn sie einer Krankheit einen Namen geben..."
    Immanuel Kant: Versuch über die Krankheiten des Kopfes (1764)

„Zweifellos steht der terminologische Erfindungssinn bei der Herzneurose in einem krassen Mißverhältnis zu dem Bestand an gesicherten Befunden."
    Horst Eberhard Richter u. Dieter Beckmann: Herzneurose (1969)

„Wir machen in der Medizin immer wieder die Erfahrung, daß sich Termini auch dann nicht mehr ausmerzen oder durch andere ersetzen lassen, wenn sich herausstellt, daß die Vorstellungen, die ihnen zugrunde liegen, falsch sind. Es ist leichter zu erreichen, daß sich die alten Worte mit der Zeit einem neuen Vorstellungsinhalt anpassen, als neue Worte einzuführen."

Thure von Uexküll: Grundfragen der psychosomatischen Medizin (1963)

„Kann eigentlich Fremdwörter nicht leiden. Aber mitunter sind sie doch ein Segen. Wenn ich so zwischen Hydropsie und Wassersucht die Wahl habe, bin ich immer für Hydropsie. Wassersucht hat so was kolossal Anschauliches."

Theodor Fontane: Der Stechlin (1898)

„Fachsprache ist das Mittel einer optimalen Verständigung über ein Fachgebiet unter Fachleuten; sie ist gekennzeichnet durch einen spezifischen Fachwortschatz und spezielle Normen für die Auswahl, Verwendung und Frequenz gemeinsprachlicher lexikalischer und grammatischer Mittel; sie existiert nicht als selbständige Erscheinungsform der Sprache, sondern wird in Fachtexten aktualisiert, die außer der fachsprachlichen Schicht immer gemeinsprachliche Elemente enthalten."

Wilhelm Schmidt: Charakter und gesellschaftliche Bedeutung der Fachsprache. In: Sprachpflege 18 (1969)

„...die Studenten sollen eine Standessprache erlernen, die eine Verständigung Arzt – Patient erschwert und schon durch die Sprache den Beruf des Arztes unangreifbar erscheinen läßt."

„...Ganovensprache der Ärzte", „...ihr Spezialdialekt beim Geschäft mit der Krankheit..."

Studentische Flugblätter (Frankfurt 1978, Heidelberg 1975)

Inhaltsverzeichnis

I. Zur Schreibweise, Aussprache und Betonung lateinischer und latinisierter Wörter

Schreibweise

Jeder Vokal (a, e, i, o, u, y) kann lang (z. B. ō) oder kurz (z. B. ŏ) sein. Die Umlaute ae und oe und der Diphthong au sind immer lang.

Nach den Pariser Nomina Anatomica (PNA) in der Fassung von 1960 sollten die Umlaute ae und oe (außer bei der lateinischen Flexionsendung -ae) als e geschrieben und gesprochen werden. Das hat sich jedoch im deutschen Sprachbereich nicht durchgesetzt, v. a. beim Umlaut oe und bei klinischen Begriffen. In eingedeutschter Form werden die Umlaute ae und oe als ä und ö geschrieben.

Beispiele: peritoneum (statt peritonaeum); esophagus (statt oesophagus), aber Ösophaguskarzinom.

In der neuesten Fassung der internationalen anatomischen Fachsprache von 1998 ist die ursprüngliche Schreibweise der Umlaute ae und oe wiederhergestellt worden.

In den Vokalverbindungen e-u, e-i und o-i werden die Vokale an Wortfugen *getrennt* ausgesprochen: malle-us, interosse-i, thyro-ide-us.

Aussprache

Der Buchstabe **c**, ursprünglich wie **k** gesprochen, wurde später vor *hellen Vokalen* (e, i, y) und vor den *Umlauten* ae und oe als **z** gesprochen und wird in eingedeutschter Form mit z geschrieben.

Beispiele: cellula, Zelle; facies, Fazialislähmung; Ductus cysticus, Zyste.

Vor *dunklen Vokalen* (a, o, u), vor *au* und vor *Konsonanten* wird c als **k** gesprochen und in eingedeutschter Form mit k geschrieben.

Beispiele: canalis, Kanal; colon, Kolik; cutis, subkutan; cauda, Kauda-Syndrom; ductus, clavicula, Klavikulafraktur.

Beispiele für beide Schreibweisen und Ausspracheformen:

Appendicitis acuta, akute Appendizitis; occiput, Okzipitalneuralgie; Carcinoma cervicis uteri, Zervixkarzinom; Ductus thoracicus, Nervi thoracici.

Die Buchstabenverbindung **-ti-**, ursprünglich als -ti- gesprochen, wurde später vor Vokalen als **-zi-** gesprochen und in eingedeutschter Form am Wortende mit z geschrieben.
Beispiele: substantia, Substanz; Sectio, Sektion.

Betonung

1. Die Betonung (im folgenden durch einen Punkt unter dem Vokal der betonten Silbe gekennzeichnet) liegt im Lateinischen nie auf der letzten Silbe. Dies gilt auch für latinisierte griechische Wörter. Die Betonung geht aber auch nicht über die drittletzte Silbe zurück, d. h., sie liegt immer auf der *vorletzten* oder auf der *drittletzten* Silbe.

2. Die Betonung hängt ab von der *Länge* oder *Kürze* der *vorletzten* Silbe:
   Ist die vorletzte Silbe *lang,* hat sie die Betonung; ist die vorletzte Silbe *kurz,* wird die drittletzte Silbe betont.
   Beispiele: mụscŭlus, aber musculōrum; fạscĭa, fascịcŭlus, aber fasciculōrum.

3. Eine Silbe ist entweder von Natur lang oder sie gilt als lang.
   a) Eine Silbe *ist lang* bei langem Vokal oder bei Diphthong, sie *ist kurz* bei kurzem Vokal.
      Beispiele: forāmen, oesọphăgus; duodēnum, hụmĕrus; vagīna, tụnĭca; pylōrus, arterịŏla (aber Arteriōle!); fissūra, glạndŭla.
   b) Eine Silbe *gilt als lang,* wenn auf einen kurzen Vokal zwei oder mehr Konsonanten (bzw. der Doppelkonsonant x) folgen. Diese „Positionslänge" wird trotz ihrer Betonung kurz gesprochen.
      Beispiele: ligamẹntum, menịscus, medụlla, Adnẹxe.
      Ausnahme: Die Silbe gilt jedoch nicht als lang, wenn ein Verschlußlaut (b, p, d, t, g, c) ohne einen vorangehenden Konsonanten vor einem Fließlaut (l, r) steht.
      Beispiele: mụltiplex, vẹrtebra, cẹrebrum (aber cerebẹllum, fenẹstra).

4. *Ein Vokal vor einem anderen Vokal ist stets kurz.*
   Beispiele: fọvĕa, lịngŭa, artẹrĭa, fạcĭes (aber Gen. Sing. facịēi!).
   Das gilt jedoch nicht für viele Begriffe, die aus dem Griechischen stammen bzw. ganz oder teilweise aus griechischen Wortelementen neu gebildet sind.
   Beispiele: trachēa, periton(a)ēum, Artēria meningēa, Micrococcacēae.

II. Zur Bildung medizinischer Begriffe auf der Grundlage der lateinischen und griechischen Sprache

A. Wortelemente

1. Präfixe (Vorsilben)
2. Wortstämme (v. a. Substantive, Adjektive)
3. Kompositionsvokale (Bindevokale)
4. Suffixe (Nachsilben)
5. Flexionsendungen

B. Typen der Bildung medizinischer Begriffe

1. Terminusbildung aus einzelnen Wörtern durch Attribute

a) *adjektivische Attribute* (diese stehen – anders als im Deutschen – in der Regel *hinter* dem Wort, das sie näher bestimmen):
   N. vagus, V. cava superior, V. pulmonalis inferior dextra; Typhus abdominalis, Anaemia perniciosa (perniziöse Anämie)
   Ausnahmen: Dura mater encephali, Pia mater spinalis
b) *Genitivattribute:*
   Arcus aortae, Lig. capitis femoris; Ulcus ventriculi, Angina pectoris; Foramen venae cavae (Genitivus objectivus!)
c) *Apposition:*
   Mm. rotatores; Herpes zoster
d) *präpositionales Attribut:*
   Aditus ad antrum; in vivo, In-vitro-Fertilisation, Carcinoma in situ

○ Beispiele für Terminusbildung durch *verschiedenartige Attribute:*
A. cerebelli inferior anterior
Ductus lobi caudati dexter
M. flexor digitorum longus
M. sphincter ductus choledochi
Vagina tendinis musculi extensoris pollicis longi
Flexura coli dextra; aber: A. colica dextra

Ramus communicans cum chorda tympani
Luxatio coxae congenita
Malum perforans pedis

2. Terminusbildung aus mehreren Wortelementen durch Komposition (Wortzusammensetzung)

a) Bildung der Composita aus verschiedenen Wortelementen

▶ aus *Wortstämmen:*
aus Substantiven: Myo-kard, Granulo-zyten, Pyloro-spasmus
aus Adjektiven: Glyko-gen, thermo-phil
aus Adjektiv und Substantiv: Leuko-zyten, Olig-urie
aus Substantiv und Adjektiv: bili-fer, hepato-gen, bakteri-zid
▶ aus *Präfixen und Wortstämmen:*
aus Präfix und Wortstamm: Endo-kard, Hyper-tonus, de-ferens, Anti-gen
aus (mehreren) Präfix(en) und (mehreren) Wortstämm(en): inter-meta-carpeus, Hypo-glyk-ämie, Adeno-hypo-physe, Hemi-an-opsie, Post-chole-zyst-ek-tomie-syn-drom
▶ aus *Wortstämmen und Suffixen:*
aus Wortstamm und Suffix: Arteri-ole, gastr-ic-us, Gastr-itis
aus (mehreren) Wortstämm(en) und (mehreren) Suffix(en): hepato-gastr-ic-us, Pyelo-nephr-itis, Vas-kul-ar-isa-tion, cereb-ello-thalam-ic-us; auch: Med-iz-in
▶ aus *Präfixen, Wortstämmen und Suffixen:*
sub-lingu-al-is, Peri-kard-itis, Inter-kost-al-neur-alg-ie, Pseudo-hypo-para-thyreo-id-ismus

b) Zur logischen Struktur von Composita

▶ *Determinative Zusammensetzung*

Wenn in einem Compositum ein Bestandteil den anderen näher bestimmt, die Bestandteile sich also nicht mit „und" verknüpfen lassen, liegt eine *determinative* („bestimmende") Wortzusammensetzung vor. *Präfixe* und *Suffixe* haben immer eine determinative Funktion: Endokard, Arthrose, Perikarditis.
Bei der Zusammensetzung von *Wortstämmen* steht im Griechischen, Deutschen und Lateinischen derjenige Bestandteil, der eine nähere Bestimmung enthält, in der Regel *vor* dem Bestand-

teil, den er näher bestimmt – unabhängig davon, ob es sich um Adjektive oder Substantive handelt:
Erythrozyt, Angiographie, Myokard; Kleinhirn, Venenentzündung; fungizid.
Das wird an folgenden Beispielen besonders deutlich:
Hämaturie, aber Urämie; Splitterbruch, aber Bruchsplitter; Nierenbecken, aber Beckenniere.
Nur aus *Substantiven* gebildete Composita sind im Lateinischen selten, nicht aber im Griechischen und im Deutschen. Um mehrere Substantive miteinander zu verbinden, bedient sich die lateinische Sprache im allgemeinen des *Genitivattributs:* Apex radicis dentis, wörtlich übersetzt „die Spitze der Wurzel des Zahns". Im Deutschen läßt sich daraus ein zusammengesetztes Wort bilden: „Zahnwurzelspitze". Das *Compositum* enthält die drei Begriffe in genau *umgekehrter* Reihenfolge.
Denselben Aufbau wie im Deutschen haben zusammengesetzte Bezeichnungen, die auf der Grundlage der griechischen Sprache und nach deren Vorbild auch aus lateinischen Wörtern gebildet sind:

○ Beispiele: Nephro-litho-tomie: operative Entfernung (-tomie) eines Steins (litho-) der Niere (nephro-), in *einem* Wort: Nierensteinentfernung;
Poly-arthr-itis: Entzündung (-itis) von Gelenken (arthro-), und zwar von vielen (poly-), d.h. Entzündung zahlreicher Gelenke;
Tendo-vagin-itis: Entzündung (-itis) der Scheide (vagina) der Sehne (tendo), d.h. Sehnenscheidenentzündung.
(Vgl. dagegen den anatomischen Terminus Vagina tendinis, Sehnenscheide!)

▶ *Kopulative Zusammensetzung*

Wenn Bestandteile eines aus Substantiven gebildeten Compositums einander nicht näher bestimmen, sondern nebeneinander stehen und mit „und" verknüpft werden können, spricht man von *kopulativer* („verbindender") Wortzusammensetzung.

○ Beispiele: costo-vertebr-alis, zu Rippe *und* Wirbel gehörig;
Articulationes costovertebrales: die Gelenke zwischen Rippen *und* Wirbeln;
M. sterno-cleido-mastoideus: der Muskel, der Brustbein *und* Schlüsselbein *und* Warzenfortsatz verbindet.

▶ *Determinativ und kopulativ gemischte Zusammensetzung*

○ Beispiele: Hepato-spleno-megalie: Vergrößerung (-megalie) *der* Milz (Spleno-) *und* der Leber (Hepato-), d. h. Leber-Milz-Vergrößerung;
Zysto-pyelo-nephr-itis: Entzündung (-itis) *der* Niere (Nephro-) *und* des Nierenbeckens (Pyelo-) *und* der Harnblase (Zysto-), d. h. Blasen-, Nierenbecken- und Nierenentzündung.

c) Lautliche Veränderungen an den Nahtstellen (Wortfugen) von Composita

▶ Wortzusammensetzung *ohne* lautliche Veränderung oder Zusatz:
ad-ductor, Nephro-litho-tomie

▶ *Vokalschwund:*
Gl. par-otidea (para-), Nephr-ektomie (Nephro-), Psych-iatrie (Psyche)

▶ Einfügung eines *Kompositionsvokals* (Bindevokals): falc-i-formis, Hepat-o-splen-o-megalie (vgl. dazu Abschnitt C)

▶ *Konsonantenschwund:*
a-scendens (ad-), di-latator (dis-), Co-enzym (con- bzw- cum-), Sy-stole (syn-)

▶ Einfügung eines *Konsonanten:*
Abs-zeß (ab-), An-ämie (a-)

▶ *Assimilation:* Bei Wortzusammensetzungen mit Präfixen werden aufeinanderstoßende Konsonanten oft angeglichen.
Beispiele: ac-cessorius (ad-), ap-pendix (ad-), Kol-laps (con-bzw. cum-), Em-bolie (en-), oc-ciput (ob-), Sym-biose (syn-)

3. Beispiele für Terminusbildung durch Attribute und Komposition

M. sternocleidomastoideus
Articulatio incudostapedia
M. sphincter ampullae hepatopancreaticae (Sphincter Oddi)
Meningoencephalitis tuberculosa
Morbus haemolyticus neonatorum
Poliomyelitis epidemica anterior acuta (spinale Kinderlähmung, Heine-Medin-Krankheit, Polio)

4. Beispiele für seltene Terminusbildung

Aquaeductus (Aqueductus) cerebri
Mm. palati mollis et faucium
Vagina tendinum musculorum abductoris longi et extensoris brevis pollicis
M. levator labii superioris alaeque nasi
Atresia ani et recti
Pustulosis palmaris et plantaris

C. Kompositionsvokale (Bindevokale)

Bei Wortzusammensetzungen, die aus Substantiven, aus Substantiven und Adjektiven oder aus Adjektiven gebildet sind, werden die Wortstämme durch einen Kompositionsvokal verbunden, wenn der vorhergehende Wortstamm mit einem Konsonanten endet und der folgende mit einem Konsonanten beginnt. Wenn der vorhergehende Wortstamm mit einem Vokal endet und der folgende mit einem Konsonanten beginnt, wird der Stammauslaut in den meisten Fällen durch einen Kompositionsvokal ersetzt, oder es wird ein solcher zusätzlich eingefügt.

Ohne Rücksicht auf den konsonantischen oder vokalischen Stammauslaut des vorangehenden Wortstammes ist dieser Kompositionsvokal:

a) in *rein lateinischen* Composita **-i-**:
    ○ Beispiele: quadr-i-ceps, tuberos-i-tas, Oss-i-fikation, Su-i-zid

b) in *rein griechischen* Composita **-o-**:
   ○ Beispiele: Dermat-o-logie, Psych-o-logie (Psyche!), Trache-o-tomie (trachea!), Arteri-o-sklerose (arteria!); vgl. auch Röntgen-o-loge
c) in *lateinisch-griechisch gemischten* Composita **-o-**:
   ○ Beispiele: kanzer-o-gen, Varik-o-zele, Splen-o-port-o-graphie (porta!)
d) Auch in Zusammensetzungen *lateinischer* Begriffe, die in neuerer Zeit nach dem Vorbild griechischer Composita geprägt wurden, ist der Kompositionsvokal häufig **-o-**:
   ○ Beispiele: cost-o-vertebralis (costa!), vas-o-motorisch, Lakt-o-flavin.

III. Die lateinischen Deklinationen, vorwiegend in der anatomischen Nomenklatur

A. Allgemeine Vorbemerkungen

Bei der Deklination lateinischer Substantive (Hauptwörter) und Adjektive (Eigenschaftswörter) müssen drei Merkmale beachtet werden:
die *Zahl* (Numerus)
der *Fall* (Casus)
das *Geschlecht* (Genus)
Es gibt *Singular* (Einzahl) und *Plural* (Mehrzahl). Von den lateinischen Fällen werden im folgenden nur der *Nominativ* und der *Genitiv* (Singular und Plural) berücksichtigt, da andere Fälle in der medizinischen Fachsprache nur selten vorkommen. Die lateinische Sprache kennt wie die deutsche *drei Geschlechter:*
Maskulinum (mask., m.) = männlich
Femininum (fem., f.) = weiblich
Neutrum (neutr., n.) = sächlich
Da im Lateinischen ein bestimmter oder unbestimmter Artikel (im Deutschen: der/die/das; ein/eine) fehlt, kommt es bei der Deklination der Substantive und Adjektive allein auf die *Flexionsendungen* an, die an den Wortstamm angehängt werden. Nach dem verschiedenen Stammauslaut werden fünf Deklinationen unterschieden und benannt:

	Nom. Sing.	Wortstamm
1. a-Deklination auf *-a*	z.B. vena	vena-
2. o-Deklination auf *-us* oder *-um*	z.B. musculus	musculo-
	ligamentum	ligamento-
3. konsonantische und i-Deklination	z.B. tendo	tendin-
mit *verschiedenen* Endungen im	femur	femor-
Nominativ Singular und	pelvis	pelv(i)-
verschiedenem Stammauslaut		
4. u-Deklination auf *-us* oder *-u*	z.B. ductus	ductu-
5. e-Deklination auf *-es*	z.B. facies	facie-

Die Adjektive gehören entweder zur a- und o-Deklination oder zur konsonantischen und i-Deklination.

Adjektive können unter Wegfall der ursprünglich mit ihnen verbundenen Substantive selbst zu Substantiven werden: z.B. rẹctus, -a, -um, davon aus Intestịnum rẹctum: Rẹctum; cọrneus, -a, -um, davon aus Tụnica cọrnea: Cọrnea; cardịacus, -a, -um, davon aus Remẹdia cardịaca: Kardịaka.

B. Substantive der a-Deklination

	Geschl.	Nom. Sing.	Gen. Sing.	Nom. Plur.	Gen. Plur.
	fem.	-a	-ae	-ae	-ārum
z.B.		vẹna	vẹnae	vẹnae	venārum

Anatomische Termini

ạla, ạlae, f.	flügelartiger Fortsatz
	(v.a. bei Knochen)
ampụlla	Ausbuchtung, „Ampulle"
aọrta	Hauptschlagader, Aorta
apertūra	Öffnung (v.a. bei Knochen)
arachnoịdea	„Spinngewebshaut"
nur in:	
Arachnoịdea encẹphali	(äußere) weiche Hirnhaut
Arachnoịdea spinạlis	(äußere) weiche Rückenmarkshaut
artẹria	Arterie, Schlagader
arterịola	Arteriole, kleinste Schlagader
aurịcula	1. Ohrmuschel (→ auris)
	2. Herzohr
axịlla	Achselhöhle
bụrsa	beutelförmiger Hohlraum
	(v.a. Schleimbeutel)
cạpsula	Kapsel (bei Gelenken und Organen)
cạuda	Endteil eines Organs
cẹllula	„Zelle", kleiner Hohlraum
	(in Knochen)
chọrda	„Saite", Strang

choroịdea (chorioịdea)	Aderhaut des Auges (→ chorion, → choroideus)
clavịcula	Schlüsselbein
cọchlea	Schnecke des Innenohres
colụmna	Säule, säulenähnlicher Organteil
commissụra	Verbindung von Weichteilen oder Nervenzentren
cọncha	Muschel (v. a. an Ohr oder Nase)
conjunctīva	Bindehaut des Auges
cọrnea	Hornhaut des Auges (→ cornu)
corọna	Kranz, „Krone"
cọsta	Rippe
cọxa	Hüfte
crịsta	Kante, Leiste (v. a. bei Knochen)
curvatụra	Krümmung (des Magens)
decịdua	Schleimhaut des schwangeren Uterus
eminẹntia	kleiner Vorsprung (v. a. bei Knochen)
fạscia	Bindegewebshülle (v. a. bei Muskeln) (→ fasciculus)
fenẹstra	fensterartige Öffnung (zwischen Mittel- und Innenohr)
fịbra	Faser
fịbula	Wadenbein (→ peroneus)
fissụra	Spalte
flexụra	Krümmung (im Darmtrakt)
fọssa	Graben, Furche (oft bei Knochen)
fọvea	Grube, rundliche Vertiefung (oft bei Knochen)
gingīva	Zahnfleisch
glạndula	Drüse (→ glans)
incisụra	Einschnitt, Vertiefung (oft bei Knochen)
junctụra	Verbindung von Knochen
lacūna	Lücke, Vertiefung
lạmina	Blatt, Platte, Gewebsschicht
lịnea	Linie, Streifen, Knochenleiste
lịngua	Zunge
mạmma	weiblich Brustdrüse
mandịbula	Unterkiefer

maxilla	Oberkiefer
medulla	Mark, weiches Gewebe
membrāna	dünne Haut, Membran
orbita	Augenhöhle
palma	Handfläche
palpebra	Augenlid
papilla	warzenförmige Erhebung, Papille
patella	Kniescheibe
placenta	Mutterkuchen, Nachgeburt
planta	Fußsohle
pleura	Brustfell
plica	Falte (oft bei Schleimhäuten)
porta	Pforte, Eingang
nur in: Porta hepatis	Leberpforte
Vena portae	Pfortader
prominentia	Vorwölbung, Vorsprung
	(v. a. bei Knochen)
prostata	Vorsteherdrüse
protuberantia	Vorsprung (am Schädel) (→ tuber)
pulpa	Mark, weiches Gewebe
	(bei Milz und Zahn; vgl. ferner:
	Nucleus pulposus)
pupilla	Pupille
retīna	Netzhaut des Auges
	(→ rete, → Retikulo-)
rima	Spalte, Ritze
scala	„Treppe", Spirale (im Innenrohr)
scapula	Schulterblatt
sclera	Lederhaut des Auges (→ sklero-)
sella	Sessel, Sattel
nur in: Sella turcica	„Türkensattel"
	(Vertiefung des Keilbeins)
spina	Dorn, Stachel, Grat (von Knochen);
	(→ spinosus, → spinalis)
stria	Streifen
sura	Wade
sutūra	Knochennaht
taenia (tēnia)	Streifen, schmales Band (→ Taenia)
tela	Gewebsschicht

tịbia	Schienbein
tōnsịlla	Mandel, mandelförmiges Gebilde
trachẹ̄a	Luftröhre
trọchlea	rollenförmiger Knochen- oder Knorpelvorsprung
tụba	Röhre, Tube, Trompete (→ tubulus)
nur in: Tụba audițiva	„Ohrtrompete"
Tụba uterịna	Eileiter, Tube
tụnica	Gewebsschicht
ụlna	Elle, Ellenbogenknochen
urẹ̄thra	Harnröhre
vagīna	Scheide, Hülle
vạlva	Klappe
vạlvula	kleine Klappe, Schleimhautfalte
vẹna	Vene
vẹrtebra	Wirbel
vesīca	Blase
nur in: Vesịca bilịaris (= Vesịca fellea)	Gallenblase (→ cysticus)
Vesịca urinạria	Harnblase (→ vesicalis)
vụlva	äußere weibliche Geschlechtsteile

Rein *griechische* Endungen behalten folgende Termini:

dịploë	mittlere Schicht bei Knochen des Schädeldachs
rạphē	Nahtlinie von Weichteilen
M. psọas	Lendenmuskel

○ *Beispiele aus der anatomischen Nomenklatur:*

Spina scapulae
Valva aortae
Fenestra cochleae
Crista fenestrae cochleae
Rima palpebrarum

Klinische Termini

Acne	knötchenförmige Erkrankung von Talgdrüsen
Angina	Enge, Angstgefühl: 1. „Halsentzündung" 2. Angina pectoris
Gravida	Schwangere
Hernia	Eingeweidebruch
Lepra	Aussatz
Purpura	Hautblutung
Rubeola	Röteln
Struma	Kropf
Taenia	Bandwurm (→ taenia)
Urticaria	„Nesselsucht"
Variola	Pocken

○ *Beispiele aus der klinischen Terminologie:*

Acne vulgaris
Striae gravidarum
Hernia inguinalis indirecta
Struma nodosa
Taenia saginata

C. Substantive der o-Deklination

	Geschl.	Nom. Sing.	Gen. Sing.	Nom. Plur.	Gen. Plur.
(1) z.B.	mask.	**-us** musculus	**-i** musculi	**-i** musculi	**-ōrum** musculōrum
(2) z.B.	neutr.	**-um (-on)** ligamentum ganglion	**-i** ligamenti ganglii	**-a** ligamenta ganglia	**-ōrum** ligamentōrum gangliōrum

(1) Anatomische Termini (Maskulina)

ạcinus, ạcini, m.	„Beere", Drüsenendstück
alvẹolus	kleiner Hohlraum, Alveọle (fem.!):
	1. Drüsenendstück, Lungenbläschen
	2. Zahnfach im Kieferknochen
ạngulus	Winkel (v. a. bei Knochen)
ạnulus	kleiner Ring
ạnus	„Ring", After
bronchịolus	kleiner Bronchus, Bronchiọle (fem.!)
brọnchus	Ast der Luftröhre
bụlbus	zwiebelförmiges Gebilde
calcạnĕus	Fersenbein (Fußwurzelknochen)
capịllus	Kopfhaar
cạrpus	Handwurzel
cọndylus	Gelenkkopf, Gelenkhöcker
cụbitus	Ellenbogen
dịgitus	Finger, Zehe
dịscus	Scheibe (v. a. bei Gelenken)
dụctulus	kleiner Gang (→ ductus)
epicọndylus	Knochenvorsprung (eines cọndylus)
fascịculus	kleines Bündel
	(v. a. von Nervenfasern im ZNS)
	(→ fascia)
follịculus	Bläschen, Knötchen, Follikel
fụndus	Boden, Grund,
	„tiefster" Teil eines Organs
funịculus	(kleiner) Gewebsstrang
glomẹrulus	kleines Gefäßknäuel
	(v. a. in der Niere)
	(→ glomus)
gyrus	Gehirnwindung
hụmerus	Oberarmknochen
ịsthmus	schmale Verbindung, Engpaß
lọbulus	Läppchen (eines Organs)
lọbus	Lappen (eines Organs)
lụmbus	Lende
mallẹolus	Knöchel
mạllĕus	„Hammer" (Gehörknöchelchen)

meniscus	halbmondförmige Knorpelscheibe, v. a. im Kniegelenk (→ Men-)
metacarpus	Mittelhand
metatarsus	Mittelfuß
musculus	Muskel
nasus	Nase
nervus	Nerv
nodus	Knoten (v. a. Lymphknoten)
nucleolus	Kernkörperchen (im Zellkern), Nukleole (fem.!)
nucleus	Kern:
(→ Nukleo-)	1. Zellkern
	2. Anhäufung von Nervenzellen im ZNS
	3. Nucleus pulposus: Gallertkern der Bandscheibe
oculus	Auge
oesophagus (esophagus)	Speiseröhre
pilus	Haar
pylorus	„Pförtner", Magenausgang
radius	Speiche (→ Radio-)
ramus	Ast, Zweig:
	1. von Gefäßen und Nerven
	2. astartiger Knochenteil
sulcus	Furche, Rinne
talus	„Sprungbein" (Fußwurzelknochen)
tarsus	1. Fußwurzel
	2. Bindegewebsplatte im Augenlid
thalamus	„Sehhügel", Hauptteil des Zwischenhirns
truncus	1. Hauptstamm von Gefäßen und Nerven
	2. Rumpf
tubulus	röhrenförmiges Kanälchen (in Niere und Hoden) (→ tuba)
umbilicus	Nabel
uterus	Gebärmutter

ventriculus   bauchiger Raum, Kammer:
(→ venter, → ventralis)   1. Magen
                               2. Herzkammer
                               3. Hirnkammer
                               4. taschenförmige Ausstülpung des
                                  Kehlkopfs

○ *Beispiele aus der anatomischen Nomenklatur:*

Bulbus oculi
Trochlea humeri
Lacuna musculorum
Fundus vesicae

Klinische Termini (Maskulina)

Bacillus	„Stäbchen", Bazillus
Icterus	Gelbsucht
Ileus	Darmverschluß (→ ileum)
Lupus	Hauttuberkulose
Meteorismus	übermäßige Gasansammlung im Darm oder in der freien Bauchhöhle
Morbus	Krankheit
Naevus	Muttermal

○ *Beispiele aus der klinischen Terminologie:*

Digitus malleus
Icterus infectiosus (= Morbus Weil)
Lupus vulgaris
Naevus flammeus

(2) Anatomische Termini (Neutra)

acetabulum, acetabuli, n.	Hüftgelenkspfanne („Essigschälchen")
antebrachium	Unterarm
antrum	Hohlraum
nur in: Antrum mastoideum	
Antrum pyloricum	

atrium	Vorhof des Herzens
brachium	Oberarm
caecum (cecum, coecum)	blindes Ende (v. a. Blinddarm)
cavum	Hohlraum (→ cavus)
cerebellum	Kleinhirn
cerebrum	Großhirn
cilium	Augenwimper, Flimmerhaar
collum	Hals (v. a. bei Knochen)
cranium	Schädel
dorsum	Rücken, Rückseite (→ dorsalis)
duodenum	Zwölffingerdarm, Anfangsteil des Dünndarms
frenulum	Bändchen, Hautfalte, Schleimhautfalte
haustrum	Ausbuchtung am Dickdarm
hilum	Einbuchtung an einem Organ (v. a. Gefäßeintrittsstelle)
ileum	„Krummdarm", letzter Teil des Dünndarms (→ Ileus)
intestinum	Darm
ischium	Gesäß
jejunum	„Leerdarm", mittlerer Teil des Dünndarms
labium	Lippe, Rand
ligamentum	Bindegewebsband
manubrium	„Handgriff",
nur in:	handgriffähnlicher Knochenteil
Manubrium sterni	(→ manus)
Manubrium mallei	
mediastinum	Mittelteil: 1. Raum zwischen den Pleurahöhlen 2. Bindegewebskörper im Hoden
mentum	Kinn
mesenterium	„Gekröse" des Dünndarms (Bauchfellduplikatur)
omentum	„Netz" (Bauchfellduplikatur)
nur in: Omentum majus	großes Netz
Omentum minus	kleines Netz

ọstium	Öffnung (an einem Hohlorgan), Einmündung (von Gefäßen) (→ ōs)
ovạrium	Eierstock
palạtum	Gaumen
perinẹum	„Damm" (zwischen Anus und Genitale)
peritonẹum (peritonạeum)	Bauchfell
praepụtium (prepụtium)	Vorhaut (an Penis und Clitoris)
rẹctum	Mastdarm
retinạculum	Halteband
scrọtum	Hodensack
segmẹntum	Segment, Abschnitt (v. a. bei Lunge, Leber, Niere)
sẹptum	Trennwand, Scheidewand
spạtium	Zwischenraum
stẹrnum	Brustbein
strạtum	Gewebsschicht
trigōnum	dreieckige Körperregion
tubẹrculum	kleiner Höcker (v. a. bei Knochen) (→ tuber) (pathologisch: Knötchen)
tỵmpanum	„Pauke"
v. a. in:	
Cạvum tỵmpani	Paukenhöhle
Membrạna tỵmpani	Trommelfell
vẹlum	„Segel", segelförmiges Gebilde
v. a. in:	
Vẹlum palatịnum	Gaumensegel
vestịbulum	Vorraum (vor einem Hohlraum)

Einige aus dem Griechischen stammende Neutra der o-Deklination behalten im Nominativ Singular ihre ursprüngliche griechische Endung -on; sie werden aber in gleicher Weise wie die Neutra auf -um dekliniert.

acrọmion, acrọmii, n.	„Schulterhöhe" (äußerstes Ende der Spịna scạpulae)
ạmnion	„Schafshaut", innere fetale Eihaut

chọrion	„Zottenhaut", äußere fetale Eihaut (→ choroideus, → choroidea)
cọlon	„Grimmdarm", Dickdarmabschnitt (→ Kolik)
encẹphalon	Gehirn
gạnglion	Anhäufung von Nervenzellen im peripheren Nervensystem (klinisch: Überbein)
nẹphron	kleinste funktionelle Einheit der Niere
neụron	Nervenzelle mit allen Fortsätzen
olecrạnon	Ellenbogenhöcker

○ *Beispiele aus der anatomischen Nomenklatur:*

Manubrium sterni
Musculi dorsi
Haustra coli
Fossa vestibuli vaginae

Klinische Termini (Neutra)

Bactẹrium	„Stäbchen", Bakterium
Delịrium	Bewußtseinstrübung
Klimaktẹrium	Wechseljahre
Panarịtium	„Nagelumlauf"
Plasmọdium	1. vielkernige Protoplasmamasse
	2. Gattung von Einzellern
Spụtum	Auswurf
Vịrus (n.!)	„Gift", Virus

○ *Beispiele aus der klinischen Terminologie:*

Climacterium virile
Delirium tremens
Plasmodium malariae

D. Adjektive der a- und o-Deklination

Zahlreiche lateinische Adjektive gehören zur a- und o-Deklination, d.h., sie haben für jedes der drei Geschlechter *dieselbe Endung* wie die Substantive dieser beiden Deklinationen.
Einige Adjektive der a- und o-Deklination haben im Nominativ Singular des Maskulinum die Form *-er* (statt -us), werden aber in gleicher Weise dekliniert. Bei den meisten von ihnen fällt das *-e,* außer im Nominativ Singular des Maskulinum, aus.
Wird einem Substantiv ein Adjektiv hinzugefügt, so steht das Adjektiv in der Regel *hinter* dem Substantiv. Es muß mit dem Substantiv immer in *Zahl, Fall* und *Geschlecht* übereinstimmen.

	Geschl.	Nom. Sing.	Gen. Sing.	Nom. Plur.	Gen. Plur.
(1)	mask.	**-us**	**-i**	**-i**	**-ǫrum**
	fem.	**-a**	**-ae**	**-ae**	**-ārum**
	neutr.	**-um**	**-i**	**-a**	**-ǫrum**
z. B.	mask.	magnus	magni	magni	magnōrum
	fem.	magna	magnae	magnae	magnārum
	neutr.	magnum	magni	magna	magnōrum
(2)	mask.	-er	-(ĕ)r-**i**	-(ĕ)r-**i**	-(ĕ)r-**ǫrum**
	fem.	-(ĕ)r-**a**	-(ĕ)r-**ae**	-(ĕ)r-**ae**	-(ĕ)r-**ārum**
	neutr.	-(ĕ)r-**um**	-(ĕ)r-**i**	-(ĕ)r-**a**	-(ĕ)r-**ǫrum**
z. B.	mask.	sinister	sinistri	sinistri	sinistrōrum
	fem.	sinistra	sinistrae	sinistrae	sinistrārum
	neutr.	sinistrum	sinistri	sinistra	sinistrōrum

Anatomische Termini
(1)

accessọrius, -a, -um	hinzukommend
v. a. in: N. accessọrius	N. XI (11. Hirnnerv)
ạlbus	weiß, hell
cardịăcus	1. zum Herzen gehörig
	2. zum Mageneingang gehörig
	(→ Kardi(o)-)
cạvus	hohl (→ cavum)
cholẹdochus	Galle führend (→ Chole-)
choroịdeus (chorioịdeus)	1. zur → Choroịdea gehörig
	2. „chorionähnlich", gefäßreich
circumflẹxus	(herum)gebogen, gekrümmt
coelịăcus (celịacus)	zur Bauchhöhle gehörig
coronạrius	kranzförmig (v. a. Herzgefäße)
cysticus	zur Gallenblase gehörig (→ Zyst(o)-)
	(klinisch: bläschenförmig)
dụrus	hart
extẹrnus	außen liegend
fẹlleus	Galle enthaltend
flạvus	gelb
glutẹus (glutạeus)	zum Gesäß gehörig
ilịăcus	zu den „Weichen" oder zum Os ilium
	gehörig
incisīvus	schneidend,
	zu den Schneidezähnen gehörig
intermẹdius	in der Mitte (zwischen zwei anderen)
	liegend
intẹrnus	innen liegend (→ intra)
ịntimus	der innerste (→ intra-)
lātus (latịssimus)	breit (der breiteste)
lọngus	lang (→ longitudinalis)
lunātus	mondsichelförmig (→ semilunaris)
lụtĕus	gelb
lymphạticus	Lymphe führend (→ Lymph(o)-)
(=lymphoịdeus)	
mạgnus	groß (→ major, → maximus)
mastoịdĕus	warzenförmig, zum Warzenfortsatz
	gehörig (→ Masto-)

mạximus	der größte, sehr groß
	(→ magnus, → major)
mediạnus	1. in der Mitte liegend
	2. in der Medianebene liegend
mẹdius	der mittlere, in der Mitte liegend
mịnimus	der kleinste, sehr klein
	(→ parvus, → minor)
mucọsus	schleimig, schleimabsondernd
oblịquus	schräg verlaufend
obturatọrius	verstopfend, hindurchtretend
obturạtus	verstopft
parotịdeus	neben dem Ohr gelegen,
	zur Ohrspeicheldrüse gehörig
pạrvus	klein (→ minor, → minimus)
peronẹus (peronạeus)	zum Wadenbein gehörig (→ fibula)
petrọsus	„felsig", zum Felsenbein gehörig
pịus	(„fromm"), weich
nur in:	
Pịa mạter encẹphali	(innere) weiche Hirnhaut
Pịa mạter spinạlis	(innere) weiche Rückenmarkshaut
(→ mater)	
profụndus	tief liegend
prọprius	„eigen", zu einem bestimmten
	Organ oder Körperteil gehörig
pudẹndus	zur Schamgegend gehörig
rẹctus	gerade verlaufend
rotụndus	rund
M. sartọrius	„Schneidermuskel"
serọsus	serös, Serum absondernd
sigmoịdeus	„sigmaförmig", halbkreisähnlich
	gekrümmt, zum Colon sigmoideum
	gehörig
spinọsus	dornartig, stachelig
	(→ spina, → spinalis)
splạnchnĭcus	zu den Eingeweiden gehörig
spongiọsus	schwammartig
suprẹmus	der oberste
	(→ super-, → superior)

thyroĭdĕus (thyreoĭdĕus)	schildförmig, zu Schilddrüse oder Schildknorpel gehörig (→ Thyreo-)
transvᵉrsus	quer verlaufend
vāgus	weit verzweigt
nur in: N. vagus	N. X (10. Hirnnerv)
vĭtrĕus	glasartig, zum Glaskörper gehörig
zygomaticus	jochartig, zum Jochbein oder Jochbogen gehörig

Viele Adjektive der a- und o-Deklination sind von *Substantiven* – gleich welcher Deklination – abgeleitet: An den *Wortstamm* des Substantivs ist ein *Suffix* (Nachsilbe) angehängt, an das sich die Flexionsendungen des Adjektivs anschließen. Da sich diese Adjektive vom zugrundeliegenden Substantiv her leicht verstehen lassen, sind sie in der vorstehenden Auswahl nicht berücksichtigt. Es genügt, einige Beispiele mit unterschiedlichen Suffixen zu nennen:

auditīvus	zum Hören dienend
(→ auditus, → -iv-us)	
cōlicus	zum Grimmdarm gehörig
(→ colon, → -ic-us)	
palatīnus	zum Gaumen gehörig
(→ palatum, → -in-us)	
pharyngēus	zum Rachen gehörig
(→ pharynx, → -e-us)	
venōsus	aus Venen bestehend, venös
(→ vena, → -os-us)	

Folgende Adjektive behalten im Nominativ Singular die ursprüngliche *griechische* Endung, kommen aber nicht in deklinierter Form vor:

azўgos	nicht paarig
nur in:	
V. azygos	
V. hemiazygos	
V. hemiazygos accessoria	
dartos	abgehäutet
nur in:	
Tunica dartos	Fleischhaut des Hodensackes

(2)

asper, aspera, asperum	rauh
nur in:	
Linea aspera	rauhe Knochenleiste am Oberschenkelknochen
dexter, dextra, dextrum	der rechte, rechts liegend
liber, libera, liberum	frei
niger, nigra, nigrum	schwarz
nur in:	
Substantia nigra	schwarzer Kern des Mittelhirns
ruber, rubra, rubrum	rot
sacer, sacra, sacrum	„heilig", groß
nur in:	
Os sacrum	Kreuzbein (→ sacralis)
sinister, sinistra, sinistrum	der linke, links liegend

○ *Beispiele aus der anatomischen Nomenklatur:*

Ventriculus dexter
Glandulae pyloricae
V. hemiazygos accessoria
A. profunda brachii
Nucleus nervi vagi
Ostium pharyngeum tubae auditivae
Tunica mucosa cavi tympani
Colon transversum
Venae transversae cervicis
Flexura coli sinistra
Arteria colica sinistra
Nodi lymphatici (lymphoidei) colici dextri

Klinische Termini

congenitus	angeboren
insipidus	geschmacklos
mellitus	süß
valgus	x-förmig gebogen
varus	o-förmig gebogen
verus	wahr, echt

○ *Beispiele aus der klinischen Terminologie:*

Luxatio coxae congenita
Diabetes insipidus
Diabetes mellitus
Genu valgum, Genu varum
Polycythaemia rubra vera

E. Substantive der u-Deklination

	Geschl.	Nom. Sing.	Gen. Sing.	Nom. Plur.	Gen. Plur.
(1) z.B.	mask.	**-ŭs** dụctŭs	**-ūs** dụctūs	**-ūs** dụctūs	**-ŭum** dụctŭum
(2) z.B.	neutr.	**-ū** cọrnū	**-ūs** cọrnūs	**-ŭa** cọrnŭa	**-ŭum** cọrnŭum

Anatomische Termini
(1)

ạditus, ạditūs, m.	Eingang, Zugang
aquaedụctus (aquedụctus)	„Wasserleitung", Verbindungsgang (in Gehirn und Innenohr)
ạrcus	Bogen (v.a. bei Knochen und Gefäßen)
audītus	Gehör
dụctus	Flüssigkeit führender Gang (v.a. Ausführungsgang) (→ ductulus)
fẹtus (foetus)	Leibesfrucht (nach dem 3. Monat)
hiạtus	Öffnung, v.a. Durchtrittsstelle
meạtus	Gang (nur in Ohr und Nase)
olfạctus	Geruchssinn
plẹxus	Geflecht von Nerven oder Gefäßen
procẹssus	Vorsprung (v.a. bei Knochen)

recẹssus	Vertiefung, Nische (v. a. in Bauch- und Brusthöhle)
sịnus	Vertiefung, Ausbuchtung; v. a.:
	1. Nasennebenhöhle
	2. dünnwandiges Blut- oder Lymph-gefäß, besonders Vene der harten Hirnhaut und des Herzens
trạctus	1. Faserzug (v. a. Nervenbahnen im ZNS)
	2. Organsystem
vịsus	Sehvermögen
mạnus, mạnūs, f.	Hand

(2)

cọrnū, cọrnūs, n.	„Horn", hornartiger Fortsatz (→ cornea)
gẹnu	Knie

○ *Beispiele aus der anatomischen Nomenklatur:*

Lamina arcus vertebrae
Plexus gastrici
Septum sinuum frontalium
Manus dextra
A. media genus

Klinische Termini

Abọrtus	Fehlgeburt
Abụsus	Mißbrauch
Cọitus	Geschlechtsverkehr
Decụbitus	„Wundliegen"
Descẹnsus	„Herabsteigen", Senkung (eines Organs)
Ẹxitus	Ausgang, Tod
Pạrtus	Geburt
Prụritus	Hautjucken
Sịtus	Lage
Stạtus	Zustand
Ụsus	Gebrauch

○ *Beispiele aus der klinischen Terminologie:*

Abortus arteficialis
Descensus uteri
Exitus letalis
intra partum
Pruritus ani
Carcinoma in situ
Status praesens
ad usum proprium

F. Substantive der e-Deklination

Nom. Sing.	Gen. Sing.	Nom. Plur.	Gen. Plur.
-es făcies	**-ēi** faciēi	**-ēs** făciēs	**-ērum** faciērum

Die wenigen in der Medizin gebräuchlichen Begriffe der e-Deklination sind alle *Feminina*.

Anatomische und klinische Termini

Căries	„Zahnfäule", Karies
făcies	Gesicht, Außenfläche (von Organen oder Knochen)
Răbies	Tollwut
Scăbies	Krätze
Spĕcies	1. Tier- oder Pflanzenart 2. Tee- bzw. Heilkräutermischung (nur Plural)

○ *Beispiele:*

Facies diaphragmatica
Facies lunata
A. transversa faciei
Facies abdominalis/hippocratica
Species diureticae

G. Substantive der konsonantischen und i-Deklination

Die konsonantische und i-Deklination ist vielfältiger und weniger übersichtlich als die anderen Deklinationen. Zu ihr gehören – wie bei der a- und o-Deklination – sowohl Substantive als auch Adjektive aller drei Geschlechter.

Im Gegensatz zu den anderen Deklinationen gibt es in ihr – angesichts der Vielzahl von Konsonanten – weder eine einheitliche Form des *Nominativ Singular* noch einen einheitlichen *Stammauslaut*. Es gibt häufig auch keine eindeutige Zugehörigkeit eines Stammauslauts zu einer bestimmten Endung des Nominativ Singular. Ferner läßt sich das *Geschlecht* keineswegs immer an der Form des Nominativ Singular oder am Stammauslaut ablesen.

Der Wortstamm ist bei den Substantiven der konsonantischen und i-Deklination meist nur dadurch zu erkennen, daß vom Genitiv Singular die Flexionsendung weggenommen wird. Daher können sich auch hinter gleichlautenden Nominativ-Singular-Endungen verschiedene Stammauslaute und verschiedene Geschlechter verbergen. Vgl. z. B.:

Nom. Sing.	Gen. Sing.	Wortstamm	Geschl.
vās	vās-is	vās-	neutr.
pancrĕas	pancrĕăt-is	pancrĕăt-	neutr.
extrĕmitas	extremitāt-is	extremi-tāt-	fem.
ătlas	atlănt-is	atlant-	mask.

Der Wortstamm ist nicht nur für die Deklination der Substantive wichtig, sondern auch für die Bildung von Adjektiven aus den Substantiven (vgl. S. 24 und 42f.). Beispiel: pancreas, davon abgeleitet pancreat-ic-us, zur Bauchspeicheldrüse gehörig.

Die konsonantische und i-Deklination umfaßt zwei Deklinationstypen: die sog. konsonantischen und die sog. i-Stämme. Beide unterscheiden sich aber bei unserer Kasus-Auswahl nur im *Nominativ Plural der Neutra* (Endungen -a bzw. -ia) und im *Genitiv Plural aller Geschlech-*

ter (Endungen *-um* bzw. *-ium*). Im allgemeinen überwiegt bei den Substantiven der Einfluß der konsonantischen, bei den Adjektiven der Einfluß der i-Deklination.

Die *Substantive* haben im *Genitiv Plural* in den meisten Fällen die Flexionsendung **-um:**

z. B. Chiạsma tẹndinum.

Die Endung **-ium** ist dagegen selten. Sie kommt in der anatomischen Nomenklatur hauptsächlich in folgenden Bezeichnungen vor:

os, ọssis, n.	Knochen

Plur.: ọssa, ọssium

   z. B. in:

   Medụlla ọssium rụbra

faụces, faụcium, f.	Schlund

   v. a. in:

   Ịsthmus faụcium

   Mm. palạti et faụcium

Deklinationsschema

	Geschl.	Nom. Sing.	Gen. Sing.	Nom. Plur.	Gen. Plur.
z. B.	mask.	(verschieden) tẹndo	**-is** tẹndĭnis	**-ēs** tẹndĭnes	**-(i)um** tẹndĭnum
				Stamm: tendĭn-	
z. B.	fem.	(verschieden) articulạtio	**-is** articulati-ọnis	**-ēs** articulati-ọnes	**-(ĭ)um** articulati-ọnum
				Stamm: articulatiọn-	
z. B.	neutr.	(verschieden) forạmen	**-is** forạmĭnis	**-(ĭ)a** forạmĭna	**-(ĭ)um** forạmĭnum
				Stamm: forāmĭn-	

Die im folgenden zusammengestellten anatomischen Termini der konsonantischen und i-Deklination sind wegen ihrer Vielfalt in mehrere Gruppen (geordnet nach der Nominativ-Singular-Endung) eingeteilt, einige außerdem in Untergruppen (geordnet nach dem Stammauslaut).

Anatomische Termini

Nom. Sing.	Stamm- auslaut		
-ar	-ăt-	hēpar, hēpătis, n.	Leber
-as	-ās-	vās, vāsis, n. (Gen. Plur: vāsōrum!)	Gefäß, v.a. Blutgefäß
	-ăt-	păncrĕas, pancrĕătis, n.	Bauchspeicheldrüse
Vgl. auch **-tās**	-ănt-	ătlas, atlăntis, m.	erster Halswirbel
-ax	-āc-	thōrax, thōrācis, m.	Brustkorb
-e	-(i)-	rēte, rētis, n.	Gefäßnetz (Ausnahme: Rete ovarii, Rete testis) (→ retina, → Retikulo-)
-en	-ēn	liēn, liēnis, m. rēn, rēnis, m.	Milz Niere
	-ĭn-	abdōmen, abdōmĭnis, n. forāmen, forāmĭnis, n.	Bauch Öffnung (v.a. bei Knochen)
		lŭmen, lŭmĭnis, n.	Innenraum eines röhrenförmigen Organs
		pĕcten, pĕctĭnis, m. nur in: Pĕcten ŏssis pŭbis	Kamm, Grat
-er	-ĕr-	tŭber, tŭbĕris, n.	Höcker (an Knochen und Organen) (→ protuberantia, → tuberculum, → tuberositas)
Vgl. auch **-ter**			

Nom. Sing.	Stamm-auslaut		
-es	-ĕd-	pēs, pĕdis, m.	Fuß
	-ēd-	stapēs, stapēdis, m.	„Steigbügel" (Gehörknöchelchen)
	-ĕt-	pariēs, pariĕtis, m.	Wand, Seite (an Knochen und Organen)
	-ĭt-	poplēs, poplĭtis, m.	Kniekehle
	-(i)-	pubēs, pubis, f.	Schamgegend, -haare
-ex	-ĭc-	apex, apĭcis, m.	Spitze, Ende
		cortex, m.	Rinde (eines Organs)
		index, m.	Zeigefinger
		pollex, m.	Daumen
-io	-iōn-	articulatio, articulatiōnis, f.	Gelenk
		bifurcatio, f.	
		v. a. in:	
		Bifurcatio tracheae	
		decussatio, f.	Kreuzung (von Nerven-fasern im ZNS)
		excavatio, f.	Aushöhlung (im kleinen Becken und am Sehnerven)
		impressio, f.	Einbuchtung, Vertiefung
		portio, f.	Abschnitt
		v. a. in:	(der Cervix uteri)
		Portio vaginalis	
		Portio supravaginalis	
		radiatio, f.	strahlenförmiges Nervenfaserbündel im ZNS
		regio, f.	topograph. Abschnitt der Körperoberfläche

-is	-(i)-	aponeurōsis, aponeurōsis, f.	flächenhafte, breite Sehne
		auris, f.	Ohr (→ auricula)
		axis, m.	1. Achse, Mittellinie 2. zweiter Halswirbel
		basis, f.	unterster Teil, Grundfläche (von Knochen und Organen)
		canālis, m.	röhren- oder rinnenförmiges Gebilde, Kanal
		cutis, f.	Haut
		epiphŷsis, f.	Epiphyse: 1. Knochenendstück 2. Zirbeldrüse
		hypophŷsis, f.	Hirnanhang, Hypophyse
		pelvis, f.	Becken: 1. knöchernes Becken 2. Nierenbecken
		pēnis, m.	männliches Glied
		symphŷsis, f. } synchondrōsis, f. }	Verbindung zweier Knochen durch Knorpel, Knorpelfuge
		testis, m.	Hoden
		unguis, m.	Fingernagel, Zehennagel
	-ĭd-	A. carōtis, carōtĭdis, f.	Kopfschlagader
		clitŏris, f.	weiblicher Schwellkörper, „Kitzler"
		cuspis, f.	Zipfel, Höcker (an Herzklappen und Zähnen)
		epidermis, f.	obere Hautschicht
		epididŷmis, f.	Nebenhoden
		epiglōttis, f.	Kehldeckel
		glōttis, f.	stimmbildender Teil des Kehlkopfes
		iris, f.	Regenbogenhaut des Auges

Nom. Sing.	Stamm- auslaut		

-ix	-ĭc-	appĕndix, appendĭcis, f.	Anhangsgebilde
		v. a. in:	
		Appĕndix vermifŏrmis	Wurmfortsatz
		calix, calĭcis, m.	Nierenkelch
		(auch: calyx, calycis)	
		fornix, fornĭcis, m.	Wölbung, Gewölbe
		helix, helĭcis, f.	Windung, v. a. der Ohrmuschel
	-īc-	cervix, cervīcis, f.	1. Nacken, Hals
		2. nur in: Cervix uteri	2. Halsstück
		Cervix vesīcae	
		radix, radīcis, f.	Wurzel, Anfangsteil (von Nerven u. Organen)
-ma	-măt-	chiasma, chiasmătis, n.	Kreuzung
		nur in:	
		Chiasma ŏpticum	
		Chiasma tendinum	
		diaphragma, n.	Trennwand (v. a. Zwerchfell)
		strōma, n.	Bindegewebsgerüst von Organen (im Gegensatz zum → Parenchym)
-ns	-nd-	glāns, glăndis, f.	„Eichel" (→ glandula)
		nur in: Glans penis	
		Glans clitoridis	
	-nt-	dēns, dĕntis, m.	1. Zahn
			2. zahnförmiges Gebilde
		frōns, frŏntis, f.	Stirn
		lēns, lĕntis, f.	Linse des Auges
		pōns, pŏntis, m.	„Brücke" (Teil des Metencephalon)

-nx	-ng-	larynx, larȳngis, m.	Kehlkopf
		phalanx, f.	Fingergliedknochen, Zehengliedknochen
		pharynx, m.	Rachen
-o	-ĭn-	cartilāgo, cartilāgĭnis, f.	Knorpel
		margo, m.	Rand (von Organen und Knochen)
		tendo, m.	Sehne
	-ōn-	embryo, embryōnis, m.	Leibesfrucht (bis zum 3. Monat)
		pulmo, m.	Lunge
-or	-ōr-	liquor, liquōris, m. v. a. in: Liquor cerebrospinalis	Flüssigkeit
	-ŏrd-	cŏr, cŏrdis, n.	Herz
os	ōr-	ōs, ōris, n.	Mund (→ ostium)
	ŏss-	ŏs, ŏssis, n.	Knochen
-rs	-rt-	pars, partis, f.	Teil, Abschnitt
tās	-tāt-	extrēmĭtās, extrēmĭtātis, f.	äußerstes Ende, Endstück, „Pol"
		tuberōsĭtas, f.	höckrige, rauhe Stelle eines Knochens (→ tuber, → tuberculum)
-ter	-tēr-	M. cremaster, cremastēris, m.	(den Hoden) hebender Muskel
		M. massēter, m.	Kaumuskel
		M. sphincter, m.	ringförmig verschließender Muskel
		trochanter, m.	Knochenvorsprung am Femur, „Rollhügel"
		urēter, m.	Harnleiter

Nom. Sing.	Stamm- auslaut		
-ter (Forts.)	-tr-	mater, mātris, f. nur in: Dura mater encephali Dura mater spinalis Pia mater encephali Pia mater spinalis venter, ventris, m.	„Mutter", Umhüllung, Hirn- oder Rückenmarkshaut (Muskel)bauch (aber: → ventralis, → ventriculus)
-tor -sor	-tōr- -sōr-	M. abductor, abductōris, m. M. adductor, m. M. extēnsor, m. M. flexor, m. M. pronātor m. M. supinātor, m. M. depressor, m. M. levātor, m. M. dilatātor, m. M. constrictor, m. M. rotātor, m. M. tēnsor, m.	wegführender Muskel heranführender Muskel streckender Muskel beugender Muskel einwärtsdrehender Muskel auswärtsdrehender Muskel herabdrückender Muskel hebender Muskel erweiternder Muskel zusammenschnürender Muskel drehender Muskel spannender Muskel
-ur	-ŏr-	femur, femŏris, n.	Oberschenkel(knochen)
-us	-ĕr-	glŏmus, glŏmeris, n.	Gefäßknäuel (→ glomerulus)
	-ŏr-	corpus, corpŏris, n.	„Körper", Hauptteil (von Organen und Knochen)
		pectus, pectŏris, n.	Brustvorderwand
	-ūd-	incus, incūdis, f.	„Amboß" (Gehörknöchelchen)

-us (Forts.)	-ūr-	crus, crūris, n.	1. Unterschenkel 2. schenkelartiger Teil (von Organen und Knochen)
-ut	-ĭt-	caput, capĭtis, n.	Kopf, Kopfteil (von Knochen, Muskeln und Organen)
		occĭput, occĭpĭtis, n.	Hinterkopf
-ux	-ŭc-	hallux, hallŭcis, m.	große Zehe
-x	-c-	falx, falcis, f.	sichelförmiges Gebilde
-yx	-ȳg-	coccyx, coccȳgis, m. nur in: Os coccȳgis	„Kuckuck" Steißbein

○ *Beispiele aus der anatomischen Nomenklatur:*

Atrium cordis
Lig. capitis femoris
Vasa vasorum
Articulationes manus
M. transversus abdominis
Mm. rotatores thoracis
Retinaculum flexorum
Vagina tendinum musculi extensoris digitorum pedis longi
Ductus hepaticus
Articulatio incudostapedialis
M. sphincter ampullae hepatopancreaticae (Sphincter Oddi)

Klinische Termini

Ablatio, f.	1. Abtragung
	2. Ablösung
Abrasio, f.	Abschabung, Ausschabung
	(v. a. des Uterus)
Adipositas, f.	Fettleibigkeit
Amotio, f.	Ablösung
Aneurysma, n.	krankhafte, lokalisierte
	Erweiterung einer Arterie
Asthma, n.	Atemnot
Claudicatio, f.	Hinken
Coma, n.	tiefe Bewußtlosigkeit
Commotio, f.	Erschütterung
Contusio, f.	Quetschung
Diabetes, m.	verstärkter Harnfluß
	(„Harnruhr")
Faeces, f. (Plur.!)	Kot
Fluor, m.	Ausfluß aus den weiblichen Genitalien
Foetor, m.	schlechter Geruch
Herpes, m.	bläschenförmiger Hautausschlag
Libido, f.	Geschlechtstrieb
Lichen, m.	Knötchenflechte
Lues, f.	Syphilis
Lumbago, f.	„Hexenschuß"
Sectio, f.	Schnitt, v. a. Kaiserschnitt
Tabes, f.	Auszehrung
Tremor, m.	Muskelzittern
Tumor, m.	Schwellung, Geschwulst
Ulcus, n.	Geschwür

○ *Beispiele aus der klinischen Terminologie:*

Ablatio mammae
Amotio (Ablatio) retinae
Asthma bronchiale
Claudicatio intermittens
Coma hepaticum
Commotio cerebri

Diabetes mellitus
Fluor albus
Foetor ex ore
Helicobacter pylori
Herpes zoster
Lichen ruber planus
Lues connata
Tabes dorsalis
Ulcus ventriculi

H. Adjektive der konsonantischen und i-Deklination

Während die Adjektive der a- und o-Deklination im Nominativ Singular für jedes Geschlecht eine eigene Endung haben (Adjektive mit *drei* Endungen), gibt es bei den Adjektiven der konsonantischen und i-Deklination, soweit sie für die medizinische Fachsprache wichtig sind, nur Adjektive mit *einer* Endung im Nominativ Singular (d.h. mit einer gemeinsamen Endung für alle drei Geschlechter) und Adjektive mit *zwei* Endungen im Nominativ Singular (d.h. mit einer gemeinsamen Endung für Maskulinum und Femininum und einer eigenen Endung für das Neutrum).

Zu den Adjektiven mit *einer* Endung können auch die *Partizipien des Präsens* gerechnet werden, zu den Adjektiven mit *zwei* Endungen auch die *Komparative*.

Im Gegensatz zu den Substantiven der konsonantischen und i-Deklination überwiegt bei den Adjektiven der Einfluß der i-Deklination. Ihr folgen die Adjektive mit einer Endung und mit zwei Endungen sowie die Partizipien des Präsens, d.h., sie haben im Nominativ Plural des Neutrums die Endung -*ia* und im Genitiv Plural aller Geschlechter die Endung -*ium*. Nur die Komparative folgen der konsonantischen Deklination, d.h., sie haben in den entsprechenden Fällen die Endungen -*a* bzw. -*um*.

Folgende vier Gruppen sind zu unterscheiden:
(1) Komparative mit *zwei* Endungen auf -*ior, -ius;* Stammauslaut: -*iōr-* (konsonantische Stämme)

(2) Adjektive mit *zwei* Endungen auf *-is, -e;* Stammauslaut: *-(i)-* (i-Stämme)

(3) Partizipien des Präsens mit *einer* Endung auf *-ns;* Stammauslaut: *-nt-* (i-Stämme)

(4) Adjektive mit *einer,* aber *unterschiedlichen* Endung; Stammauslaut ebenfalls *unterschiedlich.* Deklination wie (1).

Nach dieser Einteilung sind das folgende Deklinationsschema und die anatomischen Termini geordnet.

Deklinationsschema

(1) konsonantische Stämme

	Geschl.	Nom. Sing.	Gen. Sing.	Nom. Plur.	Gen. Plur.
(1)	mask. fem.	(keine Endung)	**-is**	**-ēs**	**-um**
	neutr.	**-s**	**-is**	**-a**	**-um**
z. B.	mask. fem.	}anterior	} anteriōris	}anteriōrēs	} anteriōrum
	neutr.	anterius		anteriōra	
			Stamm: anteriōr-		

(2) (3) i-Stämme

	Geschl.	Nom. Sing.	Gen. Sing.	Nom. Plur.	Gen. Plur.
(2)	mask. fem.	**-is**	**-is**	**-ēs**	**-ĭum**
	neutr.	**-e**	**-is**	**-ĭa**	**-ĭum**
z. B.	mask. fem.	}brevis	} brevis	}brevēs	} brevium
	neutr.	breve		brevĭa	
			Stamm: brev(i)-		

Geschl.	Nom. Sing.	Gen. Sing.	Nom. Plur.	Gen. Plur.
(3) z.B. mask. fem. neutr.	communĭcāns	communicantis	communicantēs communicantĭa	communicantĭum

Stamm: communicant-

Anatomische Termini

(1)
Komparative mit *zwei* Endungen auf *-ior, -ius*

antĕrior, antĕrius	der vordere, vorn liegend (→ ante-)
postĕrior	der hintere, hinten liegend (→ post-)
supĕrior	der obere, oben liegend (→ super-, → supremus)
infĕrior	der untere, unten liegend (→ infra-)
major, majus	der größere (→ magnus, → maximus)
minor, minus	der kleinere (→ parvus, → minimus)

(2)
Adjektive mit *zwei* Endungen auf *-is, -e*

mediālis, mediāle	zur Mitte, zur Medianebene hin liegend
laterālis	seitlich, von der Medianebene weg liegend
collaterālis	seitlich liegend
proximālis	rumpfnah (nur an Extremitäten)
distālis	rumpffern (nur an Extremitäten)
ventrālis	der vordere, vorn liegend (→ venter, → ventriculus)
dorsālis	der hintere, hinten liegend (→ dorsum)
craniālis	der obere, oben liegend (→ cranium)
caudālis	der untere, unten liegend (→ cauda)
brĕvis	kurz
centrālis	in der Organmitte liegend

commūnis	gemeinsam (→ communicans)
inguinālis	zur Leistengegend gehörig
jugulāris	zur Vorderseite des Halses („Drosselgrube", „Kehle") gehörig
longitudinālis	längs verlaufend (→ longus)
mitrālis	haubenförmig-zweizipflig, einer Bischofsmitra ähnlich
molāris	zum Zermahlen dienend, zu den Mahlzähnen gehörig
orbiculāris	kreisförmig, rund verlaufend
sacrālis	zum Kreuzbein gehörig (→ sacer)
sagittālis	von vorn nach hinten verlaufend
semilunāris	halbmondförmig (→ lunatus)
spinālis	1. zum Dornfortsatz gehörig (→ spina, → spinosus) 2. zu Wirbelsäule oder Rückenmark gehörig
superficiālis	oberflächlich liegend (→ facies)
temporālis	zur Schläfe (= tempora) oder zum Os temporale gehörig
terminālis	an einer Grenze verlaufend, am Ende liegend
vermiformis	wurmförmig
vesicālis	zur Harnblase gehörig (→ vesica)

Wie bei den Adjektiven der a- und o-Deklination (s. S. 24) sind auch viele Adjektive der konsonantischen und i-Deklination von *Substantiven* – gleich welcher Deklination – abgeleitet. Die meisten von ihnen sind Adjektive mit *zwei* Endungen auf -is, -e. An den *Wortstamm* des Substantivs ist das Suffix -āl- (bzw. nach dem Buchstaben -l- das Suffix -ār-) angehängt, an das sich die Flexionsendungen des Adjektivs anschließen. Da sich diese Adjektive vom zugrunde liegenden Substantiv her leicht verstehen lassen, sind sie in der vorstehenden Auswahl nicht berücksichtigt. Es genügt, einige Beispiele zu nennen:

cerebrālis (→ cerebrum, → -al-is)	zum Großhirn gehörig
cerebellāris (→ cerebellum, → -ar-is)	zum Kleinhirn gehörig

faciālis   zum Gesicht gehörig
(→ facies)
femorālis   zum Oberschenkel gehörig
(→ femur)

(3)
Partizipien des Präsens mit *einer* Endung auf *-ns*

afferēns   heranführend
efferēns   herausführend
deferēns   abwärtsführend
    nur in:
    Ductus deferens   Samenleiter
ascendēns   aufsteigend
descendēns   absteigend
abdūcēns   wegführend
    nur in:
    N. abducens   N. VI (6. Hirnnerv)
communĭcāns   verbindend (bei Gefäßen und Nerven)
                            (→ communis)
perfŏrāns   hindurchdringend
recŭrrēns   zurücklaufend

(4)
Adjektive mit *einer* Endung

terēs   rund (bei Bändern und Muskeln)
    Stamm: terĕt-
biceps   zweiköpfig (→ caput)
    Stamm: bicĭpĭt-
    nur in: M. biceps brachii
            M. biceps femoris
triceps   dreiköpfig
    Stamm: tricĭpĭt-
    nur in: M. triceps brachii
            M. triceps surae
quadriceps   vierköpfig
    Stamm: quadricĭpĭt-
    nur in: M. quadriceps
            femoris

○ *Beispiele aus der anatomischen Nomenklatur:*

A. cerebelli inferior anterior
Lig. metacarpeum palmare
M. depressor labii inferioris
Articulationes tarsometatarsales
Aa. digitales palmares propriae
Foramina palatina minora
A. ductus deferentis
Vasa afferentia
Septum sinuum frontalium
Tendo m. bicipitis brachii
Rami communicantes (nervi auriculotemporalis) cum nervo faciali

Klinische Termini

deformans	verformend
obliterans	verödend
praecox	vorzeitig
senilis	im Alter auftretend
simplex	einfach

○ *Beispiele aus der klinischen Terminologie:*

Arthrosis deformans
Endangiitis obliterans
Pubertas praecox
Herpes simplex

I. Anatomische Lage- und Richtungsbezeichnungen

Hauptachsen

Vertikale (longitudinale) Achse: senkrecht verlaufende Längsachse des Körpers
Horizontale (transversale) Achse: waagerecht verlaufende Querachse
Sagittale Achse: von vorn nach hinten („Pfeil") verlaufende Achse

Hauptebenen

Frontalebene: jede Ebene parallel zur Stirn
Transversalebene: jede waagerechte Ebene, Horizontalebene
Median(sagittal)ebene: sagittale Mittelebene, Symmetrieebene

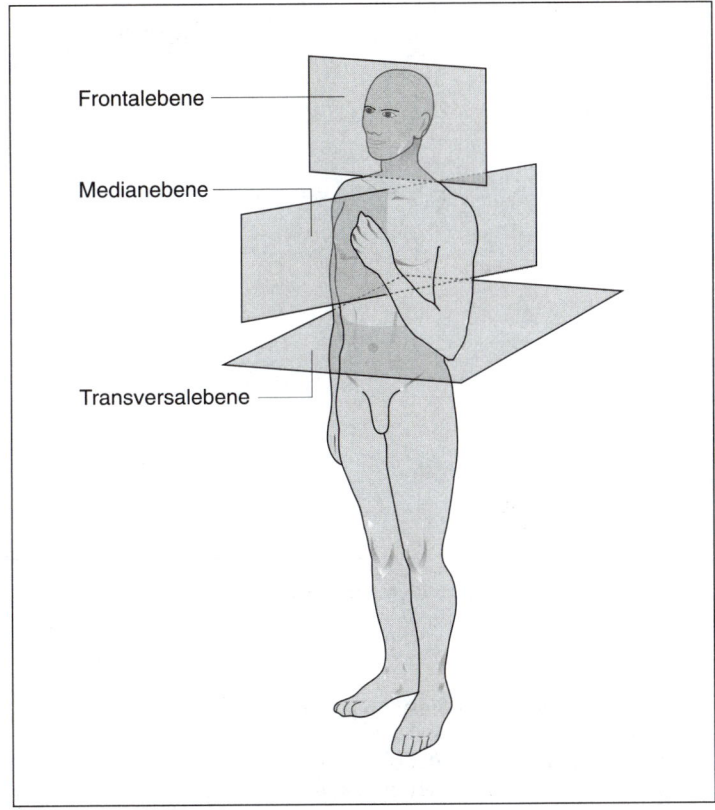

Abb. 1. **Hauptebenen.** (Nach R. Bertolini et al. [Hrsg.], Systematische Anatomie des Menschen, 5. Aufl. Wiesbaden: Ullstein Mosby 1995)

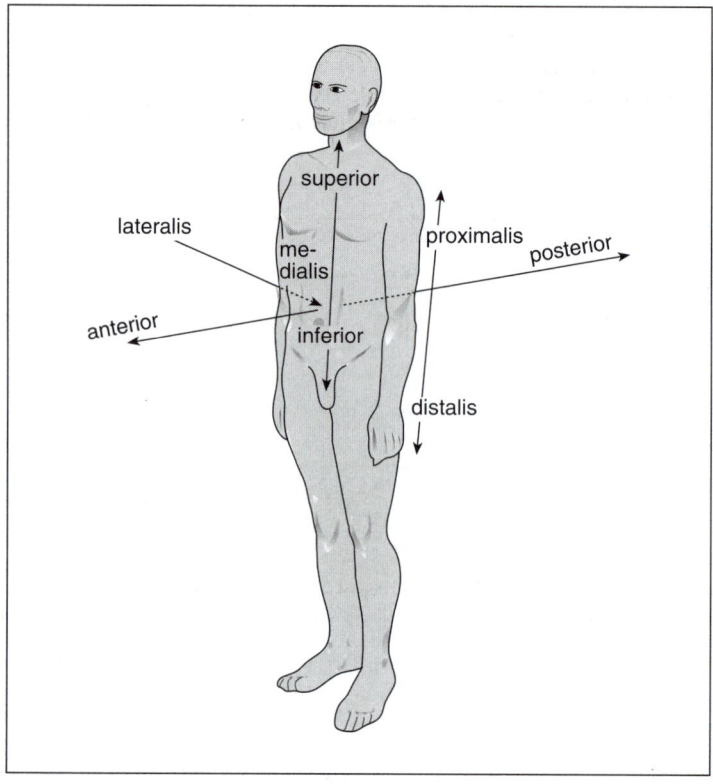

Abb. 2. **Wichtige anatomische Richtungsbezeichnungen**

Spezielle Lage- und Richtungsbezeichnungen

superior (cranialis)	der obere, oben liegend
inferior (caudalis)	der untere, unten liegend
anterior (ventralis)	der vordere, vorn liegend
posterior (dorsalis)	der hintere, hinten liegend

medialis	zur Mitte, zur Medianebene hin liegend
lateralis	seitlich, von der Medianebene weg liegend
proximalis	rumpfnah (nur an Extremitäten)
distalis	rumpffern (nur an Extremitäten)
dexter	der rechte, rechts liegend
sinister	der linke, links liegend
internus	innen liegend
externus	außen liegend
profundus	tief liegend
superficialis	oberflächlich liegend
rēctus	gerade verlaufend
oblīquus	schräg verlaufend
longitudinalis	längs verlaufend
transversus	quer verlaufend
supremus	der oberste
imus	der unterste
medius	der mittlere, in der Mitte liegend
intermedius	in der Mitte (zwischen zwei anderen) liegend
medianus	1. in der Mitte liegend 2. in der Medianebene liegend
intimus	der innerste
centralis	in der Organmitte liegend
terminalis	an einer Grenze verlaufend, am Ende liegend
collateralis	seitlich liegend

IV. Griechische und lateinische Wortelemente, vorwiegend aus der klinischen Fachsprache

A. Wortstämme

Um den folgenden Abschnitt in sinnvoller Weise zu beschränken, sind bereits bekannte anatomische Begriffe, die auch klinischen Termini zugrunde liegen, hier nicht noch einmal verzeichnet (z.B. bronchus, duodenum, hepar). Doch wird dort, wo in der klinischen Fachsprache ein griechischer Wortstamm (gr.) gebräuchlich ist, in der anatomischen Nomenklatur aber ein entsprechender lateinischer oder latinisierter Terminus (lat.) gilt, jeweils auf diesen verwiesen (kursiv). Über das Register sind die anatomischen Begriffe im dritten Teil des Buches leicht zu finden. Durch solche Verweisungen soll die häufige lateinisch-griechische „Doppelgleisigkeit" der medizinischen Terminologie vor Augen geführt werden. Aus demselben Grund werden unter den Beispielen außer klinischen auch anatomische Bezeichnungen genannt, ferner Begriffe aus anderen medizinischen und naturwissenschaftlichen Gebieten.

Auf Wortstämme gleicher oder ähnlicher Bedeutung innerhalb der folgenden Auswahl wird durch zusätzliche Verweisungen (halbfett) aufmerksam gemacht.

Wortstamm	Bedeutung	Beispiele
acid- lat. ạcidus	sauer	Azidose Anazidität DNA
Aden(o)- gr. adẹn → lat. *glạndula*	Drüse	Adenohypophyse Adenom Lymphadenitis

-ämie	Blut	Anämie
gr. haima		Urämie
→ **Hämat**(o)-		Hyperämie
Aer(o)-	Luft	Aerosol
gr. aer		Anaerobier
		Aerobacter aerogenes
-ästhesie	Empfindung	Anästhesie
gr. aisthesis		Parästhesie
Agon(o)-	Kampf	Agonie
gr. agon		Antagonismus
akr(o)-	herausragend,	Acromion
gr. akros	das Ende von	die Akren
	Körperteilen	Akrozyanose
-algie	Schmerz	Neuralgie
-algesie		Analgetikum
gr. algos und algesis		Hyperalgesie
alkal-	basisch	Alkalose
arab.		Alkalireserve
		Alkaloide
all(o)-	anders	Allergie
gr. allos		Allopathie
→ gr. **heter**(o)-		Allotransplantat
Andr(o)-	Mann	Andrologie
gr. aner, andros		Androgene
Angio-	Gefäß,	Angiologie
gr. angeion	v. a. Blutgefäß	Hämangiom
→ lat. *vas*		Cholangitis
		(nicht: → Angina!)
ankyl(o)-	krumm	Ankylose
gr. ankylos		Spondylarthritis ankylopoetica
		Ancylostoma duodenale

Wortstamm	Bedeutung	Beispiele
Anth(o)- gr. anthos	„Blüte"	Exanthem Enanthem
Arthro- gr. arthron → lat. *articulatio*	Gelenk	Arthrose primär chronische Polyarthritis Periarthritis humeroscapularis
Asthen- → **Sthen-**		
Atresie gr. a-tresis = ohne Öffnung	angeborener Verschluß	Ösophagusatresie Analatresie Atresia ani et recti
Atrophie → **Troph**(o)-		
aut(o)- gr. autos	selbst	Autopsie Autotransplantat autogenes Training
Bili- lat. bilis → gr. **Chole-** → lat. *felleus*	Galle	Vesica biliaris Ductuli biliferi Bilirubin Urobilinogen
Bio- gr. bios → lat. **Vita-**	Leben	Biologie Biopsie anaerob Antibiotika
Blasto- gr. blastos	Sproß, Keim (unreife Zelle)	Blastula Erythroblasten Melanozytoblastom
bol- gr. ballein = werfen	werfen, bewegen	Embolie Metabolit Anabolika

brachy- gr. brachys	kurz	Brachydaktylie Brachyösophagus (nicht: → brachium!)
brady- gr. bradys	langsam	Bradykardie Bradypnoe

Cardi(o)- → **Kardi**(o)-

Cephal(o)- → **Zephal**(o)-

Chir(o)- gr. cheir	Hand	Chirurgie Chiropraktik
Chole- gr. chole → lat. **Bili-** → lat. *felleus*	Galle	Ductus choledochus Cholesterin Cholezystitis Melancholie (nicht: Cholera!)
Chondro- gr. chondros → lat. *cartilago*	„Korn", Knorpel	Mitochondrien Synchondrose Osteochondrose Hypochondrium
Chromat(o)- gr. chrōma, chrōmatos	Farbe	Chromosomen Chromatographie Hämochromatose
Chrono- gr. chronos	Zeit	chronisch chronotrop Chronaxie
Cocc- gr. kokkos	„Beere"	Streptococcus pyogenes Staphylokokken

cyan(o)- → **zyan**(o)-

Cyclo- → **Zyklo-**

Cyst(o)- → **Zyst**(o)-

Cyto- → **Zyto-**

Wortstamm	Bedeutung	Beispiele
Demo- gr. demos	Volk	Epidemie endemisch Demographie
Dermat(o)- gr. derma, dermatos → lat. cutis	Haut	Epidermis Dermatologie Akrodermatitis chronica atrophicans
Dromo- gr. dromos	Lauf, Ablauf	Syndrom Prodromalerscheinung dromotrop
-ektasie gr. ektasis	Erweiterung	Bronchiektasen Teleangiektasie Atelektase
-ektomie gr. ektome → **tomie**	operative Entfernung von Organen	Appendektomie Cholezystektomie Vasektomie
-emesis gr. emesis	Erbrechen	Hämatemesis Hyperemesis gravidarum Ant(i)emetikum

Encephalo- → **Zephal**(o)-

Entero- gr. enteron	Verdauungs- trakt, Darm, Dünndarm	Mesenterium parenteral Gastroenterologie Enterokolitis

Enzephalo- → **Zephal**(o)-

Eos- gr. ēōs = Morgenröte → gr. **erythr**(o)- → lat. ruber	rot	Eosin eosinophile Leukozyten eosinophiles Adenom

Ergo-	Wirkung	Energieumsatz
gr. ergon		Allergie
		adrenerg
		ferner:
		Organ
		Chirurg

erythr(o)-	rot, rötlich	Erythrozyten
gr. erythros		Erythema infectiosum
→ gr. **Eos-**		Erysipel
→ lat. *ruber*		

fer-	bringend,	Ductus deferens
lat. ferre = tragen	führend	Transferasen
→ gr. **phor-**		Interferone
		Fertilität

fund-	gießen	transfundieren
fus-		Infusion
lat. fundere		Diffusion
		(nicht: fundus!)

Gastr(o)-	1. Magen	1. A. gastrica dextra
gr. gaster, gastros		Gastritis
→ lat. *ventriculus*		Gastroskopie
→ lat. *venter*	2. Bauch	2. Epigastrium
		Hypogastrium
	3. Muskel-	3. M. digastricus
	bauch	M. gastrocnemius

Gen(o)-	Zeugung,	Gen
-genese	Entstehung	Humangenetik
gr. genos		Pathogenese
und genesis		ferner (lat.):
→ **Gon**(o)-		die Genitalien
		Regeneration
		Luxatio coxae congenita
		Generika

Wortstamm	Bedeutung	Beispiele
-gen gr. -genēs	1. verursacht von, entstanden aus 2. verursachend, werdend zu	1. endogen iatrogen hepatogen Glykogen 2. pathogen Antigen Glykogen
Geront(o)- gr. gẹron, gẹrontos	Greis	Gerontologie Geriatrie
Gloss(o)- gr. glōssa u. glōttịs → lat. lịngua → lat. glọttis	Zunge, Stimmapparat	N. hypoglossus Glossitis Epiglottis Glottisödem
glyk(o)- gr. glykỵs	süß, zuckerhaltig	Glykogen Glucose Hyperglykämie
-gnose gr. gnōsis	Kenntnis, Erkenntnis	Diagnose Prognose Agnosie pathognomonisch
Gon(o)- gr. gonẹ → **Gen**(o)-	Zeugung, Samen	Gonaden Gonadotropin Gonorrhö
Gony- gr. gọny → lat. gẹnu	Knie, Winkel	Gonitis gonorrhoica Trigonum femorale Gonioskopie
-gramm → **-graphie**		
Granulo- lat. grạnulum	Körnchen	Stratum granulosum Granulozyten Granulationsgewebe

-graphie -gramm gr. graphein = schreiben	Aufzeich- nungs- verfahren, Darstellung	Angiographie Splenovasographie Mammographie EKG Szintigramm
Gynäk(o)- gr. gyne, gynaikos	Frau	Gynäkologie Gynäkomastie androgyn
Häm(at)(o)- gr. haima, haimatos → -ämie	Blut	Hämatologie Hämatom Hämoglobin Hämophilie
(h)apt(o)- gr. haptein	haften, berühren	Hapten Haptoglobin Synapse
heter(o)- gr. heteros → gr. **all**(o)-	anders, verschieden	heterologe Antikörper heterozygot heterozyklisch
Hist(i)o- gr. histos und histion	Gewebe	Histologie Histiozyten Antihistaminika
hol(o)- gr. holos → gr. **pan-**	ganz, vollständig	holokrine Sekretion holosystolisches Geräusch
Homo lat. homo, hominis	Mensch	Homo sapiens Trichomonas hominis Humanmedizin
hom(o)- gr. homos → gr. **is**(o)-	gleich, gemeinsam	homologe Antikörper homosexuell homozygot ferner: Anomalie
homö(o)- gr. homoios	ähnlich, gleichartig	Homöopathie Homöostase

Wortstamm	Bedeutung	Beispiele
Hydr(o)- gr. hydor, hydatos	Wasser	H (= Hydrogenium) hydrophil Hydrozephalus (nicht: Hidradenitis!)
Hypno- gr. hypnos	Schlaf	Hypnotikum Hypnose
Hyster(o)- gr. hystera → lat. *uterus* → gr. **Metr**(o)-	Gebärmutter	Hysterektomie Hysterosalpingographie Hysterie (nicht: Hysterese!)
Iatro- gr. iatros	Arzt (aus: gr./lat.: arch-iater)	iatrogen Pädiatrie Psychiatrie (nicht: → -iasis!)
idi(o)- gr. idios	eigen	idiopathisch Idiotie
is(o)- gr. isos → gr. **hom**(o)-	gleich, derselbe	isotonische Lösung Isotransplantat Anisozytose

Kardi(o)-
gr. kardia
→ lat. *cor*
→ lat. *cardiacus*
	1. Herz
	
	2. Magen-
	eingang
		1. Plexus cardiacus
		  Kardiologie
		  Endokarditis
		2. Pars cardiaca (Cardia)
		  Kardiainsuffizienz
		  Kardiakarzinom

Karzin(o)- gr. karkinos	Krebs	Karzinom Carcinoma in situ karzinogen (= kanzerogen)

Kephal(o)- → **Zephal**(o)-

Kerat(o)- gr. keras, keratos = Horn → lat. cornu	1. Hornschicht der Haut 2. Hornhaut des Auges	1. Keratom Hyperkeratose 2. Keratokonjunktivitis Keratoplastik
kine- gr. kinein	bewegen	Pharmakokinetik Hyperkinese Thrombokinase
klin- gr. klinein und kline	neigen, Bett	Klinodaktylie Klinik klinischer Tod ferner: Klimakterium

Kokk- → **Cocc-**

Kolpo- gr. kolpos lat. → vagina	Scheide	Kolpitis Kolposkopie
Kreat(o)- gr. kreas, kreōs → gr. **Sark**(o)-	„Fleisch"	Pancreas Pankreatitis Kreatinin
krin- gr. krinein = scheiden	1. ausscheiden 2. entscheiden 3. unterschei- den, beurteilen	1. Endokrinologie exokrine Drüse ferner (lat.): Sekretion 2. thyreotoxische Krise 3. Hämatokrit Epikrise
krypt(o)- gr. kryptos	verborgen	Cryptae tonsillares Kryptorchismus
Lakt(o)- lat. lac, lactis	Milch	Ductus lactiferi Laktation Lactose ferner (gr.): Galaktose

Wortstamm	Bedeutung	Beispiele
Lapar(o)- gr. lapara → lat. *abdomen*	Bauch	Laparotomie Laparoskopie
lep- gr. lambanein	„ergreifen"	Epilepsie Neuroleptika
lept(o)- gr. lepein = abschälen	dünn, zart	leptosom Leptospiren Leptomeningitis ferner: Lepra Neurilemm
leuk(o)- gr. leukos → lat. *albus*	weiß, hell	Leukozyten Leukämie Interleukine
Lipo- gr. lipos	Fett	Lipide Lipom Hyperlipidämie
Litho- gr. lithos	Stein	Cholelithiasis Nephrolithotomie Litholyse

Logo-
gr. logos = Wort
	1. Sprache
	
	2. Merkmal
	
	3. Wissen-
	  schaft,
	  Fachgebiet
		1. Logopädie
		  ferner (lat.):
		  Legasthenie
		2. Fallot-Tetralogie
		  homologe Antikörper
		3. Pathologie
		  physiologisch

Lymph(o)- gr. nymphe = Quellnymphe, lat. lympha = Wasser	Lymph- flüssigkeit	Nodi lymphatici (lymphoidei) Lymphozyten Lymphogranulomatose Lymphadenitis

-lyse gr. lyein = lösen	Lösung, Auflösung	Analyse Hämolyse Spasmolytikum
makr(o)- gr. makros → lat. *magnus* → gr. **megal(o)-**	groß, lang	makroskopisch Makroglia Makrophagen Makroglobulinämie
mal- lat. malus	schlecht	Malabsorption Malaria Petit mal
malign- lat. malignus	bösartig	maligne Malignom
Manie gr. mania	Trieb, Wahnvor- stellung	manisch-depressiv kleptoman
Masto- gr. mastos → lat. *mamma* → lat. *mastoideus*	1. weibliche Brust 2. Warzen (-fortsatz)	1. Mastitis Mastopathia chronica cystica 2. Processus mastoideus Mastoiditis
med- lat. mederi = heilen	heilen	Medizin Medikament Medikation
mega(l)(o)- gr. megas → lat. *magnus* → **makr(o)-**	groß, vergrößert	Megalozyten Megakolon Hepatosplenomegalie
melan(o)- gr. melas, melanos → lat. *niger*	schwarz, dunkel	Melanom Melaena neonatorum Melancholie (nicht: Dysmelie!)

Wortstamm	Bedeutung	Beispiele
Men(o)- gr. men, menos = Mond, Monat → lat. *meniscus* → lat. *lunatus* → lat. *semilunaris*	Mond, Monat, Monatsblutung	Meniskusriß Menarche Trimenon ferner (lat.): Menses Menstruation
Mening(o)- gr. meninx, meningos → lat. *mater*	Hirn- oder Rückenmarks- haut	Meninges A. meningea media Meningitis cerebrospinalis epidemica
mes(o)- gr. mesos → lat. *medius* → lat. *mesenterium*	1. der mittlere 2. Duplikatur (v. a. des Bauchfells)	1. Mesencephalon Mesaortitis Mesogastrium (topograph.) 2. Mesenterium Mesocolon Mesogastrium (embryolog.)
Metr(o)- gr. metra → lat. *uterus* → gr. **Hyster**(o)-	Gebärmutter	Myometrium Metrorrhagie Parametritis Pyometra
Metro- **-metrie** gr. metron	Maß	Meter Thermometrie Emmetropie
mikr(o)- gr. mikros → lat. *parvus*	klein	Mikroskop Mikrobiologie Mikrotom
Mito- gr. mitos	Faden	Mitose Mitochondrien
-mnese gr. mneme	Erinnerung	Anamnese retrograde Amnesie

mon(o)- gr. monos	allein, einzeln	Monozyt Monosaccharid Trichomonas vaginalis
Morph(o)- gr. morphe	Gestalt, Form	Morphologie polymorph (nicht: Morphium!)
mult- lat. multus → gr. **poly**-	viel	Multipara multiple Sklerose Erythema exsuda- tivum multiforme
My(o)- gr. mys, myos → lat. musculus	Muskel	Myokard Myom EMG (nicht: Myopie!)
Myelo- gr. myelos → lat. medulla	1. Knochen- mark 2. Rückenmark	1. Osteomyelitis Myeloblasten 2. Poliomyelitis epidemica anterior acuta
Myk(o)- gr. mykes	Pilz	(Dermato)mykosen Antimykotika Erythromycin
Myx(o)- gr. myxa → mucosus	Schleim	Myxödem Myxom Myxoviren
nat- lat. nasci = geboren werden, entstehen	geboren	Perinatologie Lues connata Naturheilkunde
nekr(o)- gr. nekros	tot, abgestorben	Nekrose Nekrospermie
neo- gr. neos	jung, neu	Neoplasma (Neoplasie) Neonatologie Neomycin

Wortstamm	Bedeutung	Beispiele
Nephro- gr. nephros → lat. *ren*	Niere	Nephron Glomerulonephritis Hypernephrom
Neuro- gr. neuron → lat. *nervus*	Nerv	Neuron Neuritis Neurose ferner: Aponeurose
Noso- gr. nosos → gr. **Path**(o)- → lat. *Morbus*	Krankheit	Nosologie Zoonosen (nicht: Karzinose!)
Nukleo- → lat. *nucleus*	Kern, Zellkern, Atomkern	Nukleinsäuren Enukleation Nuklearmedizin
Odont(o)- gr. odus, odontos → lat. *dens*	Zahn	Periodontium Obdontoblasten Parodontose
Ödem gr. oidema, oidematos	Flüssigkeits- ansammlung	Lungenödem Quincke-Ödem Myxödem
olig(o)- gr. oligos	wenig	Oligurie Oligosaccharide ferner: Oligakisurie
Onko- gr. onkos	Anschwellung, Geschwulst	onkotischer Druck Onkologie onkogene Viren
Onych(o)- gr. onyx, onychos → lat. *unguis*	Fingernagel, Zehennagel	Onychomykose Paronychie

Oo- gr. ōon = Ei lat. ọvum	Eizelle	Oogenese Salpingoophorektomie ferner (lat.): → ovarium Ovulation
op- gr. Stamm op- → gr. **Ophthalmo-**	sehen	N. opticus Biopsie Myopie
Ophthalmo- gr. ophthalmọs → lat. ọculus → gr. **op-**	Auge	N. ophthalmicus Ophthalmologie Exophthalmus sympathische Ophthalmie
Orchi- gr. ọrchis → lat. tẹstis	Hoden	Kryptorchismus Orchitis

orth(o)-
gr. orthọs
	1. richtig
	
	2. aufrecht
	
	3. chemisch
		1. Orthopädie
		   Orthoptik
		2. Orthopnoe
		   orthostatisch
		3. ortho-Xylol

Osteo- gr. ostẹon → lat. ọ̆s, ọssis	Knochen	Periost(eum) Periostitis ossificans Osteomyelitis
Ot(o)- gr. ūs, ọ̆tọs → lat. ạuris	Ohr	Gl. parotidea Otitis media Otosklerose

oxy-
gr. oxỵs
	1. scharf,
	   spitz
	2. sauerstoff-
	   haltig
		1. Oxyuriasis
		   paroxysmale Tachykardie
		2. Oxid
		   Hypoxämie

pachy- gr. pachỵs	dick	Pachymeningitis Pachydermie
Päd(o)- gr. pais, paidọs	Kind	Pädiatrie Orthopädie

Wortstamm	Bedeutung	Beispiele
pan- gr. pas → gr. **hol**(o)-	ganz, vollständig	Pancreas Pandemie Panarteriitis nodosa
Path(o)- gr. pathos → gr. **Noso-** → lat. *Morbus*	Leiden, Erkrankung	Pathologie Truncus sympathicus Pathobiochemie Homöopathie
-penie gr. penia	Mangel (v. a. von Blutzellen)	Leukopenie Thrombopenie Osteopenie
pept- gr. peptein	verdauen	Polypeptide Pepsin Ulcus pepticum
phag- gr. phagein	essen, fressen	Oesophagus (Esophagus) Phagozytose Bakteriophagen
phan- gr. Stamm phan-	erscheinen	Phänotyp Phantomschmerz Diaphanoskopie
Pharmako- gr. pharmakon	Heilmittel	Pharmakologie Pharmazie Psychopharmaka
-phil gr. philos	neigend zu etwas	lipophil basophil Hämophilie
Phleb(o)- gr. phlebs, phlebos → lat. *vena*	Vene	(Thrombo)phlebitis Phlebektomie

phleg-	brennen,	Phlegmone
phlog-	entzündet sein	Appendicitis phlegmonosa
gr. phlegein		Antiphlogistika
Phobo-	Angst	Phobie
gr. phobos		hydrophob
		Thrombophob®
phor-	bringen,	Phosphor
gr. phorein	tragen	Elektrophorese
→ lat. **fer-**		Chromatophoren
Phot(o)-	Licht	Phosphor
gr. phōs, phōtos		Photosynthese
		Photometrie
Phren(o)-	1. Zwerchfell	1. N. phrenicus
gr. phren, phrenos		subphrenischer Abszeß
→ lat. *diaphragma*	2. geistig-seelischer Zustand	2. Schizophrenie Hebephrenie
Physio-	Wuchs, Natur	Hypophyse
gr. phyein		Physiologie
= wachsen		ferner:
		Rhinophym
		Phytotherapie
		(nicht: Emphysem!)
Planta	1. „Pflanze"	1. Transplantation
lat. planta		Implantat
→ *planta*	2. Fußsohle	2. Arcus plantaris profundus Plantarreflex
-plasie	1. Gebilde	Protoplasma
-plasma		Neoplasma (Neoplasie)
-plastik		Dysplasie
gr. plattein		Plasmozytom
= formen	2. operative Wieder-herstellung	plastische Chirurgie Rhinoplastik Keratoplastik

Wortstamm	Bedeutung	Beispiele
-plegie **-plexie** gr. plēgē = Schlag	„Schlag", Lähmung	Hemiplegie Paraplegie Apoplexie
Pneum(at)(o)- gr. pneuma	Luft	Pneumothorax Retropneumoperitoneum Pneumatisation
Pneumon(o)- gr. pneumon → lat. *pulmo*	Lunge	Pneumonie Pneumo(no)logie
-pnoe gr. pnoe	Atmung	Dyspnoe Orthopnoe
-poëse gr. poiein = machen	Entstehung	Erythropoese Spondylarthritis ankylopoetica
polio- gr. polios	grau	Poliomyelitis Polioenzephalitis

poly-
gr. polys
→ lat. **mult-**
	viel,
	zahlreich
		Polysaccharid
		Polyp
		Polyurie
		  ferner:
		  Pollakisurie
		  (nicht: Poliklinik!)

Prokto- gr. proktos → lat. *rectum* → lat. *anus*	Mastdarm, After	Proktologie Proktitis Proktoskop (Rektoskop) Ultraproct®
pseud(o)- gr. pseudēs	falsch, scheinbar	Pseudarthrose Pseudokrupp

Psych(o)- gr. psychē	Seele	Psychiatrie Psychotherapie Psychose
-ptose gr. ptōsis = das Fallen	Senkung, Tod	Ptosis Apoptose ferner: Symptom
Pyelo- gr. pyelos → lat. *Pelvis renalis*	Nierenbecken	Pyelonephritis Pyelogramm
Pyo- gr. pyon	Eiter	Empyem Pyonephrose Hypopyon ferner (lat.): Pustel
Pyr(o)- gr. pyr	Feuer, Fieber	Pyromanie Antipyretika
Radio- lat. radius → *radius*	Strahl	Radium Radiologie Radiojodtherapie
Retikulo- lat. retikulum → lat. *rete* → lat. *retina*	„kleines Netz", netzartige Struktur: 1. im Binde- gewebe 2. im Erythro- zyten	1. Retikulumzelle retikuloendotheliales System (RES) Retikulose 2. Retikulozyt Retikulozytose
(r)**rhag-** Stamm rhag- = zerreißen	Riß, Blutung	Rhagaden hämorrhagische Diathese Metrorrhagie ferner: Rhexisblutung Katarakt

Wortstamm	Bedeutung	Beispiele
Rhin(o)- gr. rhis, rhinos → lat. *nasus*	Nase	Rhinitis Rhinophym Postrhinoskopie
-(r)**rhoe** gr. rhoe	Fluß, Ausfluß	Diarrhö Amenorrhö Katarrh ferner: Rheologie rheumatisches Fieber Hämorrhoiden
Salping(o)- gr. salpinx, salpingos = Trompete → lat. 1. *Tuba uterina* 2. *Tuba auditiva*	1. Eileiter 2. Ohrtrompete	1. Salpingitis Pyosalpinx Hysterosalpingographie 2. M. salpingopharyngeus
Sark(o)- gr. sarx, sarkos → gr. **Kreat**(o)-	„Fleisch"	Sarkom Sarkolemm Anasarka
schiz(o)- gr. schizein	spalten	Schizophrenie Schizonten Schistosomiasis
Semin- lat. semen → gr. **Spermat**(o)-	Samen	Ductuli seminiferi Insemination Seminom
Sepsis gr. sepsis	Fäulnis	Sepsis aseptisch septischer OP
skler(o)- gr. skleros → lat. *sclera*	hart, trocken	Sklerodermie Arteriosklerose Skleritis

-skop gr. skopein = betrachten	Betrachtung, Untersuchung	Mikroskop Endoskopie Stethoskop
Somat(o)- gr. sōma, sōmatos	Körper	somatotropes Hormon (STH) Psychosomatik Chromosom
Sono- lat. sonus	Klang	Sonographie hypersonorer Klopfschall
Spasmo- gr. spasmos	Muskelkrampf	Pylorospasmus Spasmolytika spastische Lähmung
Spermat(o)- **Spermio-** gr. sperma, spermatos und spermeion → lat. **Semin-**	Samen	Funiculus spermaticus Spermien Spermiogenese Spermiogramm ferner: Sporen
Spir(o)- 1. gr. speira 2. lat. spirare	1. Windung 2. atmen	1. Curschmann-Spiralen Spirillum minus Leptospiren 2. Spirometrie respiratorische Arrhythmie
Splen(o)- gr. splen, splenos → lat. lien	Milz	Splenomegalie Splenektomie Splenoportographie ferner (engl.): „Spleen"
Spondylo- gr. spondylos → lat. vertebra	Wirbel	Spondylitis tuberculosa Spondylosis deformans
Staphyl(o)- gr. staphyle	1. Traube 2. Zäpfchen	1. Staphylokokken Staphylom 2. Staphyloschisis

Wortstamm	Bedeutung	Beispiele
-stase gr. stasis	1. Stillstand, Stauung 2. Standort	1. Hämostase Cholestase (Cholostase) Zystostatika 2. Metastase Prostata Rektusdiastase ferner (lat.): Interstitium Substitution
sten(o)- gr. stenos	eng, verengt	Mitral(klappen)stenose Stenokardie
stere(o)- gr. stereos	fest, räumlich	Steroide stereotyp stereotaktische Operation
Sthen- gr. sthenos	Kraft	Astheniker Myasthenia gravis Isosthenurie
stol- gr. stellein = senden	ziehen	Diastole Systole ferner: Peristaltik
Stomat(o)- gr. stoma, stomatos → lat. ōs, oris	1. Mund 2. Verbindung, Mündung	1. Stomatitis Ancylostoma duodenale 2. arteriovenöse Anastomose portokavale Anastomose Ileotransversostomie Stomaträger
strepto- gr. streptos	gedreht, kettenförmig	Streptokokken Streptomycin

Sud(or)- lat. sud̦are u. sȗdor	schwitzen, Schweiß	Glandulae sudoriferae Transsudat Exsudat
tachy- gr. tachy̦s	schnell	Tachykardie Tachypnoe
Tel(o)- gr. te̦los	Ende	Telencephalon Telophase Atelektase
Terat(o)- gr. te̦ras	Mißbildung	Teratom Teratologie teratogen
Thel- gr. the̦le	Brustwarze, Zellschicht	Thelitits Epithelgewebe Endothel
therm(o)- gr. thermo̦s	warm	Thermometer thermophil Hyperthermie
Thrombo- gr. thro̦mbos = Klumpen	Blutpfropf	Thrombozyt Prothrombin Thrombose
Thymo- 1./2. gr. thymo̦s	1. Thymus (-drüse) 2. „Gemüt"	1. Lobuli thymi Thymus-Syndrom 2. Thymoleptika katathymes Bilderleben
Thyreo- gr. thyre̦os = Schild → lat. *thyroi̦deus*	Schilddrüse	Glandula thyroidea (ohne -e-!) Hyperthyreose Thyroxin ferner: Parathormon
-tomie gr. tome̦ → gr. **-ektomie**	Schnitt, Eröffnung	Anatomie Dermatom Laparotomie Ureterolithotomie Computertomographie

Wortstamm	Bedeutung	Beispiele
Tono- gr. tonos	Spannung, (Blut)druck	Periton(a)eum Muskeltonus isotonische Lösung Hypertonie (Hypertension) Tonometrie ferner: Tetanus Tetanie Tenesmen
Topo- gr. topos	Ort	topographische Anatomie Isotop Ektopie
Toxiko- gr. toxikon	Gift	Toxikologie Intoxikation Toxine
Toxo- gr. toxon	Bogen	Toxoplasma gondii Toxoplasmose
Traumat(o)- gr. trauma, traumatos	Verletzung, Wunde	Traumatologie atraumatische Naht Trauma (nicht: Traum!)
Trich(o)- gr. thrix, trichos → lat. *pilus* → lat. *capillus*	Haar	Trichine Trichomonaden Trichophytie
-trop gr. trepein = drehen, wenden	einwirkend, gerichtet auf etwas	ergotrop adrenokortikotropes Hormon ferner: Treponema pallidum Trypanosoma gambiense Trepanation Atropin

Troph(o)- gr. trophe̜	Ernährung, Wachstum	Dystrophie Hypertrophie trophotrop
Uro- gr. u̜ron	Harn, Urin	Ureter Enuresis nocturna Urämie Hämaturie
Varic(o)- lat. va̜rix, va̜ricis	Krampfader	Varizen Ulcus cruris varicosum (nicht: Variola, Varizellen!)
Vita- lat. vi̜ta → gr. **Bio**-	Leben	Vitamin Vitalkapazität ferner: in vivo
xanth(o)- gr. xantho̜s → lat. *fla̜vus* → lat. *lu̜teus*	gelb	Xanthom Xanthelasma palpebrarum
xer(o)- gr. xe̅ro̜s	trocken	Xeroderma pigmentosum Xerophthalmie
-zele gr. ke̅le̅ → lat. *He̜rnia*	Bruch, Hernie	Hydrozele Varikozele
Zephal(o)- gr. kephale̜ → lat. *caput*	Kopf	Truncus brachiocephalicus Encephalon Kephalhämatom
-zid lat. ca̜edere = töten	tötend	Suizid bakterizid fungizid ferner: → incisura Probeexzision (nicht: → Rezidiv!)

Wortstamm	Bedeutung	Beispiele
Zoo- gr. zōon	Lebewesen, Tier	Zoologie Protozoen Zoonose
zyan(o)- gr. kyaneos	blau	Zyanose Pseudomonas pyocyanea Zyankali
Zyklo- gr. kyklos	Kreis	anovulatorischer Zyklus heterozyklische Verbindungen Zyklothymie Iridozyklitis
Zyst(o)- gr. kystis → lat. *vesica* → lat. *vesicalis* → lat. *cysticus*	1. Blase 2. Harnblase 3. Gallenblase	1. Ovarialzyste Retentionszyste 2. Zystoskopie Cystitis cystica 3. Ductus cysticus Cholezystitis
Zyto- gr. kytos → lat. *cellula*	Zelle	Zytologie Erythrozyt Zytostatika

Die auf S. 48 erwähnte *lateinisch-griechische „Doppelgleisigkeit"* der medizinischen Fachsprache besteht zwar weithin, aber nicht durchgehend. Es liegt nahe, daß *anatomische* Begriffe, die aus dem Griechischen stammen, die Grundlage auch für Bezeichnungen der klinischen Medizin, Pathologie, Biochemie, Pharmakologie usw. sind. Doch werden solche Termini nicht selten teilweise oder ganz auch aus *lateinischen* Wörtern – nicht nur anatomischen – gebildet; das gilt besonders für die Benennung spezieller Krankheitsbilder durch lateinische Adjektive. Die Bedeutung des Lateinischen für die medizinische Fachsprache insgesamt wird jedoch aus dem vorangehenden Abschnitt nur gelegentlich deutlich, weil die bereits früher erwähnten anatomischen Termini unberücksichtigt bleiben. Daher werden im folgenden zusätzlich einige Beispiele genannt, die von lateinischen (oder latinisierten) *anatomischen* Bezeichnungen ausgehen.

Adrenalin
akutes Abdomen
Appendicitis subacuta
Bronchitis
Conjunctivitis follicularis
Facies abdominalis
Fibroma durum
Heparin
Hepatitis epidemica
Lumbalpunktion
Mammographie
Patellarsehnenreflex (PSR)
Pleuritis diaphragmatica
portokavale Anastomose
Prostaglandine
Sinusitis maxillaris
Tendovaginitis

Zur Bedeutung der lateinischen Sprache für die klinische Terminologie sei außerdem auf die *Einzelbegriffe* (S. 96–101) hingewiesen.

Stellen Sie aus Kapitel III, Abschnitte B–H (S. 10–44), sowie aus Kapitel IV, Abschnitt A (S. 48–74), Bezeichnungen folgenden Inhalts zusammen:

Größe
Farben
Organe, Organabschnitte
Gewebe, Gewebsschichten
Körperflüssigkeiten
diagnostische Methoden
therapeutische Verfahren

B. Präfixe (Vorsilben)

Grundform und abgeänderte Formen	Bedeutung	Beispiele	Bemerkungen
a- an- (gr.)	Verneinung (α privativum)	Atom Avitaminose anorganisch Anästhesie Analgetika Anämie	→ lat. **in-** (2) Zu a- vgl. auch: ab- und ad-; zu an- vgl. auch: ana-
ab- a- abs- (lat.)	ab, weg (räumlich oder begrifflich)	M. abductor N. abducens Abort(us) abnorm Amotio retinae Abszeß	→ gr. **apo-** Zu a- vgl. auch: a- und ad-

ad-	an, heran,	M. adductor	Gebrauch als
ac-	nahe bei,	Adrenalin	Präposition:
af-	hinzu	N. accessorius	Aditus ad antrum
ag-		Vas afferens	mastoideum
ap-		Agglutination	ad usum externum
ar-		Akkommodation	Dislocatio ad axin
as-		Appendektomie	Zu a-
a-		Mm. arrectores	vgl. auch:
(lat.)		pilorum	a- und ab-
		Assimilation	
		Colon ascendens	

ambi-	nach beiden	Ambivalenz	→ lat. **circum-**
amb-	Seiten,	Ambulanz	→ gr. **peri-**
am-	ringsum	Amputation	(nicht: Ampulle!)
(lat.)			
amphi-		Amphibien	
(gr.)		Amphiarthrose	

ana-	(1) auf, hinauf	Anode	Zu an-
an-		Anabolika	vgl. auch: a-
(gr.)	(2) auseinander	Analyse	
		Anatomie	
		Anaphase	
	(3) zusammen,	Anastomose	
	wieder	Anamnese	

ante-	vor	Antebrachium	→ lat. **prae-**
(lat.)		A. cerebri anterior	→ gr./lat. **pro-**
		Anteflexio uteri	Gebrauch als
			Präposition:
			ante partum
			(a. p.)

Grundform und abge- änderte Formen	Bedeutung	Beispiele	Bemerkungen
anti- ant- (gr.)	gegen, gegenüber	Antigen-Antikörper- Reaktion (AAR) Antibiotika Antagonismus Antabus®	→ lat. **contra-** → lat. **ob-**
apo- (gr.)	ab, weg	apokrine Drüsen Apoplexie Apotheke	→ lat. **ab-**
circum- (lat.)	ringsum	A. circumflexa humeri zirkumskript ferner: Circulus arteriosus zirkadianer Rhythmus	→ lat. **ambi-** → gr. **peri-**
con- col- com- co- (lat.)	zusammen, mit	Conjunctiva Kontraktion Kollaps Commotio cerebri Coenzym Koitus	→ gr. **syn-** Gebrauch als Präposition: Ramus commu- nicans cum . . .
contra- (lat.)	gegen, gegenüber	Kontraindikation Kontrazeption Contrecoup (frz.)	→ gr. **anti-** → lat. **ob-**
de- des- (lat.)	ab, herab, weg	Aorta descendens Depression Defibrillator Desinfektion DNA, DNS	→ gr. **kata-** (1)

dia- di- (gr.)	hindurch, auseinander, zwischen	Diarrhö Diagnose Diabetes Dialyse Diurese Dioptrie Diencephalon	→ lat. **dis-** → lat. **inter-** → gr. **per-** Zu di- vgl. auch: dis- und di- (s. Zahlwörter)
dis- dif- di- (lat.)	auseinander, zwischen	Dissoziation Dislokation Diffusion Differentialdiagnose M. dilatator Divertikel	→ gr. **dia-** → lat. **inter-** Zu di- vgl. auch: dia- und di- (s. Zahlwörter)
dys- (gr.)	Norm- abweichung, krankhafte Störung	Dyspnoe Dysmenorrhö Dystrophie	
e- **ek-** **ex-** ef- (gr./lat.)	aus, heraus	Ejakulation Evolution chronisches Ekzem Tonsillektomie M. extensor Extraktion Vas efferens Effloreszenzen	Gebrauch als Präposition: Foetor ex ore
ekto- **exo-** **extra-** (gr./lat.)	außerhalb	Ektoderm exokrin exogen extrazellulär Extrasystole	
en- em- (gr.)	in, hinein	Encephalon Enuresis Embolie Emphysem	→ lat. **in-** (1)

Grundform und abgeänderte Formen	Bedeutung	Beispiele	Bemerkungen
endo- **ento-** end- ent- (gr.)	innen, innerhalb	Endometrium Endokrinologie endogen Endarteriitis (nicht: Endarterie!) Entoderm Entamoeba histolytica	
epi- ep- (gr.)	(1) auf, bei	Epidermis Epidemie Ependym	
	(2) nach (zeitlich)	Epikrise Epheliden	→ gr. **kata-** (2) → gr. **meta-** (2) → lat. **post-** (2)
eu- (gr.)	normal, gut	euthyreote Struma Eugenik „Euthanasie"	
hyper- (gr.)	über, Überfunktion	Hyperglykämie Hyperthyreose Hypertonie	→ lat. **super-**
hypo- hyp- (gr.)	unter, Unterfunktion	Hypophyse Hypoglykämie Hypotonie Hyphaema	→ lat. **infra-** → lat. **sub-**
in- im- ir- (lat.)	(1) in, hinein	Incisura cardiaca Infusion Infarkt Infektion Implantation „Impfung"	→ gr. **en-** Gebrauch als Präposition: in vivo in vitro Carcinoma in situ

in- (Forts.)	(2) Verneinung	inoperabel Insuffizienz Impotentia coeundi irreversibel	→ gr. **a-**
infra- (lat.)	unterhalb	Fossa infraspinata Infrarot V. cava inferior	→ gr. **hypo-** → lat. **sub-**
inter- (lat.)	zwischen	Discus intervertebralis interzellulär Interdigitalmykose	→ gr. **dia-** → lat. **dis-**
intra- **intro-** (lat.)	innerhalb, nach innen, von innen	intrazellulär intravenös Introitus vaginae introvertiert intrinsic factor (engl.)	Gebrauch als Präposition: intra partum
kata- kat- cata- (gr.)	(1) herab (2) danach (zeitlich)	Kat(h)ode Cataracta traumatica Katarrh Katheter Katamnese	→ lat. **de-** → gr. **epi-** (2) → gr. **meta-** (2) → lat. **post-** (2)
meta- met- (gr.)	(1) dahinter (räumlich) (2) danach (zeitlich) (3) Verände- rung, Wechsel (4) chemisch	Metacarpus Metencephalon Metaphase Methämoglobin Metamorphose Metastase Metabolit meta-Xylol	→ lat. **post-** (1) → gr. **epi-** (2) → gr. **kata-** (2) → lat. **post-** (2)

Grundform und abgeänderte Formen	Bedeutung	Beispiele	Bemerkungen
ob- oc- op- (lat.)	gegen, hinten	Medulla oblongata Obstipation Os occipitale Opposition des Daumens	→ gr. **anti-** → lat. **contra-** (nicht: → **op-**)
para- par- (gr.)	(1) (da)neben, (da)bei (2) pathologische Normabweichung (3) chemisch	Gl. parathyroidea Parasympathikus Paratyphus Gl. parotidea parenteral Paraprotein Paramyeloblast Parästhesie para-Xylol	
per- (lat.)	durch, hindurch (1) räumlich (2) zeitlich (3) Intensivierung	 Perforation Permeabilität perkutan Dentes permanentes persistierend Pertussis Perkussion Perversion	→ gr. **dia-** Gebrauch als Präposition: per os (= peroral); per primam (intentionem)
peri- (gr.)	um ... herum	Periost Periton(a)eum Perinatalperiode	→ lat. **ambi-** → lat. **circum-**

post-	hinter, danach		→ gr. **epi-** (2)
(lat.)	(1) räumlich	A. cerebri posterior	→ gr. **kata-** (2)
		Gyrus postcentralis	→ gr. **meta-**
		Postrhinoskopie	(1), (2)
	(2) zeitlich	postoperativ	Gebrauch als
		Postcholezystektomie-	Präposition:
		Syndrom	post partum
			(= postnatal)

prae-	vor		→ lat. **ante-**
pre-	(1) räumlich	Prämolaren	→ gr./lat. **pro-**
(lat.)		Gyrus pr(a)ecentralis	(1), (2)
	(2) zeitlich	Präventivmedizin	
		Präkanzerose	
		prämenstruelles	
		Syndrom	

pro-	(1) davor	Processus spinosus	→ lat. **ante-**
(gr./lat.)	(räumlich)	Prostata	→ lat. **prae-**
		Prolaps	
	(2) vorher	Prothrombin	
	(zeitlich)	Prophylaxe	
		Prognose	Gebrauch als
	(3) im Verhält-	Prozent	Präposition:
	nis zu, für,	Prothese	pro infantibus
	anstelle von		

re-	zurück, wieder	
(lat.)	(1) räumlich	N. laryngeus
		recurrens
		Reposition
		Refluxösophagitis
	(2) zeitlich	Febris recurrens
		Rezidiv
		Rekonvaleszenz

Grundform und abgeänderte Formen	Bedeutung	Beispiele	Bemerkungen
re- (Forts.)	(3) Intensivierung	Rezept Retardpräparat Retardierung	
retro- (lat.)	hinter, zurück (1) räumlich (2) zeitlich	 Retroperitonealraum Retroflexio uteri retrogrades Pyelogramm retrograde Amnesie	
se- (lat.)	weg . . . von, heraus	Sekretion, sezernieren Selektion	
sub- suc- suf- sug- sup- sus- (lat.)	unter, unterhalb	Gl. sublingualis subkutan subakut subdurales Hämatom Suggestion Suppositorium Suspension	→ gr. **hypo-** → lat. **infra-**

super- **supra-** (lat.)	darüber	A. cerebelli superior
		A. intercostalis
		   suprema
		A. temporalis
		   superficialis
		Superinfektion
		Gl. suprarenalis
			→ gr. **hyper-**

syn- sym- sy- (gr.)	mit, zusammen	Synapse Syndrom Symptom Sympathikus Systole	→ lat. **con-**
trans- (lat.)	hindurch, hinüber	Colon transversum Transfusion Transplantation Transaminasen transrektal	
ultra- (lat.)	jenseits	Ultraschall UV-Strahlung	

C. Suffixe (Nachsilben)

Grundform und abge- änderte Formen	Bedeutung	Beispiele	Bemerkungen
-ăc-us	Lage, Zugehörigkeit	Plexus cardĭăcus Crista iliaca	
-aē-us			→ **-ē-us**
-āgo -īgo	(krankhafte) Aktivität	Lumbāgo Vertīgo Impetīgo	

Grundform und abge- änderte Formen	Bedeutung	Beispiele	Bemerkungen
-āl-is **-ār-is**	(1) Zugehörig- keit, Ähnlichkeit (2) biologische Klassi- fikation (Ordnung) (3) chemisch: Aldehyd	cerebralis cerebellaris Kapillaren sexuell Mammalia Rickettsiales Aethanal (Acetaldehyd)	(3) eigentl. arab. Präfix
-ān-us	(1) Lage, Zu- gehörigkeit (2) Beziehung zur Ord- nungszahl (3) chemisch: gesättigte KW- Verbindung	N. mediānus Humanmedizin Malaria tertiana (Tertiana) Methan Cycloalkan	
-ār-is			→ **-āl-is**
-ārĭ-us			→ **-ĭ-us**
-āse	Enzym (Ferment)	Lipase Transaminase Thrombokinase	
-ātĭo			→ **-ĭo**

-āt-us	(1) Ähnlichkeit (2) Ergebnis eines Vorgangs (3) chemisch: Salz	A. arcuata Derivat Transplantat Exsudat Phosphat Albuminat	eigentl.: lat. Partizip Perfekt Passiv
-bĭl-is	Fähigkeit, Möglichkeit	Permeabilität operabel	vgl. auch -īl-is
-bŭl-a	Mittel, Werkzeug	Mandibula Acetabulum	
-cŭl-us	Verkleinerung (Diminutiv)	musculus tuberculum Tuberkulose	vgl. auch -ŭl-us
-ĕll-us	Verkleinerung (Diminutiv)	Cerebellum Organell(e) Salmonellen	
-ēn	ungesättigte KW-Verbin- dung mit Dop- pelbindung(en)	Aethen (Aethylen) Azulen Phenanthren	
-ē-us -āe-us	(1) Zugehörig- keit (2) biologische Klassifi- kation (Familie)	A. meningēa M. glut(a)eus Micrococcaceae Mycobacteriaceae	
-ĕ-us	Beschaffenheit, Ähnlichkeit	Stratum cọrnĕum Cornea Labyrinthus osseus	

Grundform und abge- änderte Formen	Bedeutung	Beispiele	Bemerkungen
-ĭ-a	(1) Symptom, Krankheit, diagnost. u. therapeut. Verfahren	Hämaturie Anorexia nervosa Endoskopie Appendektomie	
	(2) Entzündung	Pneumonie Paronychie	
	(3) Wissens- gebiet	Anatomie Pathologie Psychiatrie	
-iăs-is	Krankheit	Cholelithiasis Psoriasis Oxyuriasis	
-ĭc-us	(1) Zugehörig- keit	Ductus pancreaticus N. ophthalmicus	
	(2) Funktion	N. opticus Entamoeba histolytica	
	(3) Wissens- gebiet, Institution	Physik Psychosomatik Klinik	
	(4) Arzneimit- telgruppe	Antibiotika Zytostatika	
-idĕ-us	(1) Ähnlichkeit	Gl. thyroidea Arachnoidea Karzinoid	
	(2) chemisch: Salz und andere chem. Verbindung	Chlorid Monosaccharid Sulfonamid	

-īgo			→ **-āgo**

| **-īl-is** **-ĭl-is** | (1) Fähigkeit (2) Zugehörig- keit | kontraktil Fertilität Climacterium virile infantil | vgl. auch **-bĭl-is** |

| **-ĭll-us** | Verkleinerung (Diminutiv) | Fibrillen Morbilli Penicillin | |

-īn-us	(1) Zugehörig- keit, Ähnlichkeit (2) chemisch: Substanzen	A. uterina Trichine	
	– Herkunft	Insulin Kreatin Kreatinin	
	– Form, Eigenschaft	Hämoglobin Chromatin	
	– Enzym, Hormon	Pepsin Adrenalin	
	– Abwehrstoff	Agglutinin Hämolysin	
	– Alkaloid	Nikotin Chinin	
	– ungesättigte KW-Verbin- dung mit einer Drei- fachbindung	Alkine Aethin (Acetylen)	
	– verschiedene heterozy- klische Ver- bindungen	Purin Phenothiazin	

Grundform und abgeänderte Formen	Bedeutung	Beispiele	Bemerkungen
-ĭn-us	Zahl- oder Zeitangabe	N. trigemĭnus Dens serotĭnus	
-ĭo	Vorgang, Tätigkeit	Dentitio(n) Sectio vaginalis Sekretion	
-isāre	Tätigkeit	pasteurisieren Vaskularisation	
-ĭsmus	(1) Normabweichung, Krankheit, Vergiftung (2) Sammelbegriff	Albinismus Meningismus Alkoholismus Ergotismus Organismus	
-it	(1) kleine Gebilde (2) chemisch: Salz	Neurit Dendrit Sulfit Nitrit	
-ītis -ītĭd-	Entzündung	Nephrītis (Plural: Nephrītīden!) Neisseria meningitĭdis	vgl. auch **-ĭ-a** (2)
-ĭ-us	(1) Lage, Zugehörigkeit (2) Ähnlichkeit	Hypogastrium Processus costarius A. coronaria M. trapezius	oft als **-ari-us** vgl. auch **-i-a**

-īv-us	Fähigkeit, Funktion	Tuba auditiva Sedativa
-oidĕ-us		→ **-ide-us**
-ōl	chemisch: Substanz mit OH-Gruppe(n), ölige Substanz	Alkohol Methanol Östriol Benzol
-ŏl-us	Verkleinerung (Diminutiv)	arteriola (Arteriōle!) Nucleolus Rubeola
-ōm(a) **-ōmăt-**	Anschwellung, Geschwulst	Hämatom Hämangiom Melanom
-ōn	chemisch: Keton, Hormon	Propanon (Aceton) Corticosteron Testosteron
-ŏn	funktionelle Gewebseinheit	Neuron Nephron
-or	normaler oder pathologischer Zustand	Nn. olfactorii Turgor Fluor vaginalis Tumor
-ōs-is	(1) biologischer Prozeß	Mitose Leukozytose Phagozytose
	(2) patholog. Zustand, degenerativer Prozeß, diffuser Tumor	Dermatose Neurose Nephrose Arthrose Leukose Karzinose

Grundform und abgeänderte Formen	Bedeutung	Beispiele	Bemerkungen
-ōs-is (Forts.)	(3) Zucker	Hexose Glucose	
-ōs-us	(1) etwas enthaltend	Tunica mucosa Adipositas tuberkulös	
	(2) Ähnlichkeit, Zugehörigkeit	Processus spinosus arteriovenös	
-tās	Suffix zur Bildung von Substantiven	tuberositas Adipositas Extremität	
-tēr	Tätigkeit, Fähigkeit	M. sphincter ani Ureter	vgl. auch: **-tor**
-tĭo			→ **-ĭo**
-tor -sor	Funktion	M. dilatator pupillae Rezeptoren M. extensor indicis	vgl. auch: **-ter**
-ŭl-us	Verkleinerung (Diminutiv)	lobulus valvula Pustel	vgl. auch **-cŭl-us**
-ūr-a	Merkmal, Ergebnis eines Vorgangs	flexura incisura Ruptur Ligatur	

-ȳl	chemisches	Hydroxyl-Gruppe
	Radikal,	Methylalkohol
	v. a. bei KW	Phenylalanin

Stellen Sie aus den *Präfixen* und *Suffixen* diejenigen zusammen, die folgendes bezeichnen:

chemische Substanzgruppen
allgemeine pathologische Vorgänge
davor/danach (zeitlich)
davor/dahinter (räumlich) (s. auch S. 46f.)
kleine Formen

D. Zahlwörter

Ohne Rücksicht auf die Unterteilung der Zahlwörter in Grundzahlen, Ordnungszahlen usw. werden Wortstämme mit Beispielen genannt, die $1/2$, 1, 2, 3 und 4 ausdrücken. Für die Zahlen ab 5 folgen nur noch einige wichtige Beispiele:

$1/2$	**hemi-**	halb	V. hemiazygos
	(gr.)		Hemianopsie
			Migräne (aus „Hemikranie")
	semi-	halb	Semilunarklappen
	(lat.)		semipermeable Membran
			(nicht: → Semin-!)
1	**un-**	einzig	unipolare Nervenzelle
	(lat.)		
	haplo-	einfach	haploider Chromosomensatz
	(gr.)		Haploidie
	prot(o)-	erster	Protoplasma
	(gr.)		Protozoen
			Protein

| **prim-** (lat.) | erster | Primipara (I-para) Primärheilung (Heilung per primam) primär chronische Polyarthritis |

→ **mon**(o)-

2	**di-** **diplo-** (gr.)	zwei, doppelt	M. digastricus Disaccharid diploider Chromosomensatz Diplococcus pneumoniae (nicht: Diphtherie!)
	ampho- (gr.)	beide	amphotere Stoffe amphotrope Arzneiwirkung
	(duo-) **dupl-** (lat.)	zwei, doppelt	Duplikatur Reduplikation
	bi- (lat.)	zwei, doppelt	M. biceps brachii Bifurcatio tracheae Spina bifida
	deuter(o)- (gr.)	zweiter	Deuterium Deuteranopie
	sekund- (lat.)	zweiter	Sekundipara Sekundärheilung (Heilung per secundam) Sekundärinfektion

→ **ambi-, amphi-**

| 3 | **tri-** (gr., lat.) | drei | M. triceps brachii N. trigeminus Triglyceride Trisomie Merseburger Trias |
| | **terti-** (lat.) | dritter | Ventriculus tertius Tertiärfollikel Malaria tertiana |

| 4 | **tetra-** (gr.) | vier | Tetracycline Tetraplegie Fallot-Tetralogie |

quadr-	vier	M. quadriceps femoris
(lat.)		M. quadratus femoris
quart-	vierter	Ventriculus quartus
(lat.)		Malaria quartana
		Quartalssäufer

○ *Beispiele für Begriffe mit Zahlwörtern ab 5:*

5	Digitus quintus
	Febris quintana (Wolhynisches Fieber)
	Pentose
6	Hexose
	Hexadaktylie
7	Heptan
8	Oktavuskrise
10	N. vagus (N. X)
	Decussatio pyramidum (von lat. decem = X)
	Dezibel
12	Duodenum
40	Quarantäne
100	Zentimeter
	Prozent
1000	Millimeter
	Promille
	Kilogramm

Abgesehen von Begriffen, denen Zahlen zugrunde liegen, gibt es unbestimmte Bezeichnungen für Mengen (vgl. dazu Kapitel IV, Abschnitte A und B):

poly-
mult-
olig(o)-
hol(o)-
pan-
-penie
hyper-
hypo-

V. Lateinische und griechische Einzelbegriffe, vorwiegend aus der klinischen Fachsprache

Während der vorangegangene vierte Abschnitt griechischen und lateinischen Wortelementen gewidmet ist, die zur Bildung von jeweils mehreren medizinischen Begriffen dienen, gilt dieser Abschnitt wichtigen Einzelbegriffen vor allem lateinischer Herkunft, deren Wortstamm meist nur in dem betreffenden Terminus für die medizinische Fachsprache von Bedeutung ist. Daher geht die nachstehende Auswahl nicht vom Wortstamm aus, sondern bietet umittelbar die einzelnen Fachausdrücke.

Abszeß
    lat. abs-cedere = weg-
    gehen, sich absondern
Eiteransammlung in einem nicht vorgebildeten Hohlraum
(Gegensatz: Empyem, Phlegmone)

Adnexe (Plur.!)
    lat. ad-nectere = anheften
Anhangsgebilde (der Gebärmutter)

Ätiologie
    gr. aitia = Ursache
Ursache (einer Krankheit)

Amputation
    lat. am(bi)-putare =
    ringsum abschneiden
operative Abtrennung eines Körperteils

Asphyxie
    gr. a-sphyxis = ohne Puls
drohende Erstickung

Aszites
    gr. askites = Wassersucht
Bauchwassersucht

Auskultation
    lat. auscultare =
    horchen
Untersuchung durch Abhorchen

Divertikel
    lat. diverticulum =
    Seitenweg
Ausbuchtung eines Hohlorgans

Effloreszenz
    lat. ef-florescere =
    aufblühen
sichtbare Hautveränderung
(„Hautblüte")

Ekzem
gr. ek-zein = aufkochen
nicht ansteckende Entzündungs-
reaktion der Haut mit Juckreiz

Emphysem
gr. em-physan = hinein-
blasen
Aufblähung (v.a. der Lunge und der
Haut)

Enzym
gr. zyme = Sauerteig und
→ en-
Gruppe von Biokatalysatoren
(= → Ferment)

Exstirpation
lat. ex-stirpare =
(mit der Wurzel)
herausreißen
operative Entfernung (eines Organs
oder einer Geschwulst)

Ferment
lat. fermentum =
Gärung, Sauerteig
Gruppe von Biokatalysatoren
(= → Enzym)

Fistel
lat. fistula = Röhre
pathologischer oder künstlicher
Verbindungsgang

Fraktur
lat. frangere = brechen
Knochenbruch

Furunkel
lat. furunculus =
„kleiner Dieb"
eitrige Entzündung
eines Haarbalgs

Gangrän
gr. gangraina = fressendes
Geschwür
„Fäulnisbrand"

Glaukom
gr. glaukos = bläulich,
grünlich
„grüner Star"

Hormon
gr. horman = antreiben
Gruppe von Biokatalysatoren

Immunität
lat. im-munis = frei von
etwas
erworbene spezifische Unempfäng-
lichkeit gegenüber Infektionen

Indikation
lat. in-dicare = anzeigen
durch Krankheit oder Situation
gebotene Behandlung

Infarkt
lat. in-farcire = verstopfen
Absterben von Gewebe nach Unter-
brechung der Blutzufuhr

Infektion
lat. in-ficere = anstecken
Ansteckung durch Krankheitserreger

Injektion	1. Einspritzung
lat. in-icere = hinein-	2. vermehrtes Sichtbarwerden stark
werfen	gefüllter Blutgefäße im Auge
Inkubation(szeit)	Zeit zwischen Ansteckung und
lat. in-cubare = bebrüten	Krankheitsausbruch
Insuffizienz	ungenügende Leistung eines Organs
lat. in-sufficere =	
nicht genügen	
Kachexie	schlechter körperlicher Zustand
gr. kakos = schlecht,	
hexis = Zustand	
Katheter	röhrenförmiges Instrument zur
gr. kat-hienai =	Einführung in Organe (v.a. in Harn-
hinablassen	blase und Herz)
Kolik	schmerzhafter Krampfzustand eines
gr. kolon = „Grimm-	Hohlorgans
darm" (→ colon)	
Koma	Zustand tiefer Bewußtlosigkeit
gr. koma = tiefer Schlaf	
Konzeption	Befruchtung, Empfängnis
lat. con-cipere =	
aufnehmen	
Läsion	Verletzung, Funktionsstörung
lat. laedere = verletzen	
Letalität	Zahl der an einer Krankheit Ver-
lat. letum = Tod	storbenen im Verhältnis zur Zahl der
	daran Erkrankten (→ Mortalität)
Ligatur	Unterbindung von Blutgefäßen
lat. ligare = binden	
Luxation	Verrenkung
lat. luxare = verrenken	
Morbidität	Zahl der Erkrankten im Verhältnis
lat. → morbus =	zur Zahl der Gesamtbevölkerung
Krankheit	
Mortalität	Zahl der Todesfälle im Verhältnis
lat. mors = Tod	zur Zahl der Gesamtbevölkerung
	(→ Letalität)
Nidation	Einnistung des befruchteten Eies
lat. nidus = Nest	in die Uterusschleimhaut

Noxe — den Organismus schädigende
  lat. nocere = schaden — Substanz oder Bedingung
Nystagmus — Augenzittern
  gr. nystazein = schläfrig sein
Obduktion — Leichenöffnung (Sektion)
  lat. ob-ducere = vorführen
Obstipation — Stuhlverstopfung
  lat. ob-stipare = vollstopfen
Palpation — Untersuchung durch Abtasten
  lat. palpare = betasten
Parenchym — der spezifischen Organfunktion
  gr. par-en-chyma = — dienendes Gewebe (im Gegensatz
  das daneben Eingegossene — zum → stroma)
Perforation — Durchbruch (v.a. eines Abszesses
  lat. per-forare = — oder Geschwürs)
  durchbrechen
Perkussion — Untersuchung durch Beklopfen
  lat. per-cutere =
  schlagen, stoßen
Pigment — Farbstoff im Körper
  lat. pigmentum = Farbe
Placebo — Scheinmedikament
  lat. placere = gefallen — („Ich werde gefallen")
Psoriasis — Schuppenflechte
  gr. psora = Krätze
Punktion — Einstich
  lat. pungere = stechen
Reanimation — Wiederbelebung
  lat. re-animare =
  wiederbeleben
Reflex — unwillkürliche Muskelkontraktion
  lat. re-flectere = — (oder Drüsentätigkeit) infolge von
  zurückbiegen — äußeren Reizen
Rekonvaleszenz — Genesung
  lat. re-con-valescere =
  wieder gesund werden
Resektion — Entfernung von Organ- und
  lat. re-secare = — Knochenteilen
  abschneiden

Resistenz
  lat. re-sistere =
  sich dagegenstellen
	Widerstandsfähigkeit,
	tastbarer Widerstand

Rezidiv
  lat. re-cidere =
  zurückfallen
	Rückfall

Ruptur lat. rumpere = zerreißen	Zerreißung von Organen oder Gefäßen

Sterilität
  lat. sterilis =
  unfruchtbar
	1. Keimfreiheit
	2. Unfruchtbarkeit

Stethoskop
  gr. stēthos = Brust und
  → skop-
	Instrument für die → Auskultation

Zirrhose gr. kirrhos = gelb	narbige Schrumpfung eines Organs (v.a. der Leber)

Eine Reihe wichtiger medizinischer Termini unterschiedlicher sprachlicher Herkunft bedarf einer ausführlichen Erläuterung. Vgl. z.B.:

Cholera	griech. Wort unsicherer Ableitung mit der Bedeutung „Brechdurchfall"
Curare	indianisch-spanische Sammelbezeichnung für Pfeil-gifte südamerikanischer Indianer; wird jetzt als Mus-kelrelaxans bei Narkosen verwendet (hat nichts mit dem lat. Verb „curare = besorgen, behandeln" zu tun [vgl. „natura sanat, medicus curat" auf S. 122]).
Diphtherie	von griech. diphthera = Tierhaut, gegerbte Haut (nach den braunen, häutigen Belägen auf den Schleimhäu-ten von Rachen, Mandeln und Nase)
Grippe	wahrscheinlich vom franz. Wort gripper (dt. = grei-fen) abgeleitet, das entweder aus germanischen Spra-chen stammt oder sich vom russ. Wort crip (Hei-serkeit, Krächzen) herleitet. Seit dem 18.Jh. wie In-fluenza (ital. „Hineinfließendes" = Einfluß der Ge-stirne bei Epidemien) für eine spezielle Infektions-krankheit gebraucht.

Hexenschuß	wegen des akut einsetzenden Schmerzanfalls mit dem „Schuß" einer „Hexe" verglichen (engl. elfarrow); seit dem 16.Jh. medizinischer Ausdruck für Lumbago („Lendenweh")
Kaiserschnitt	Sectio caesarea, Schnittentbindung. Seit dem 17.Jh. medizinischer Terminus entsprechend dem fragwürtigen Etymologisierungsversuch, den Namen „Caesar" (davon: Kaiser, Zar) von lat. caedere = schneiden abzuleiten (im Sinne einer übernatürlichen Geburt)
Scharlach	von persisch säqirlat = rotes Tuch, rote Farbe (hier: roter Hautausschlag)
Syphilis	Bezeichnung, die auf das lat. Lehrgedicht des Girolamo Fracastoro über die Syphilis (1530) zurückgeht. Der darin geschilderte Hirte Syphilus leidet an der Krankheit; die Erklärung von dessen Namen ist jedoch umstritten.
Typhus	von griech. typhos = Rauch, Dunst, Benommenheit

VI. Beispiele für den Gebrauch der medizinischen Fachsprache

A. Anatomische Nomenklatur

Versuchen Sie (am besten schriftlich), sich die auf den folgenden Zeichnungen (Abb. 3 bis 5) angegebenen anatomischen Fachausdrücke verständlich zu machen, indem Sie sie in die einzelnen Bestandteile (Substantive, Adjektive, Präfixe, Wortstämme, Suffixe) zerlegen und deren Bedeutung in den betreffenden Abschnitten dieses Buches (dazu eventuell in medizinischen Lexika und anatomischen Lehrbüchern) nachschlagen. Zum Beispiel:

Fovea capit-is femor-is
Endo-metr-i-um
Crista inter-trochanter-ic-a

Notieren Sie sich alle Fragen, die offen bleiben!

Versuchen Sie außerdem, folgende Fragen zu beantworten:
- Wie werden große Knochenabschnitte und kleine Knochenteile, wie Organabschnitte und Schichten eines Organs bezeichnet?
- Welche Gesichtspunkte sind dabei maßgebend?
- Welche Größenbezeichnungen, welche Lage- und Richtungsbezeichnungen kommen vor?
- Welche anatomischen Fachausdrücke scheinen Ihnen zutreffend gebildet zu sein, welche nicht und warum?

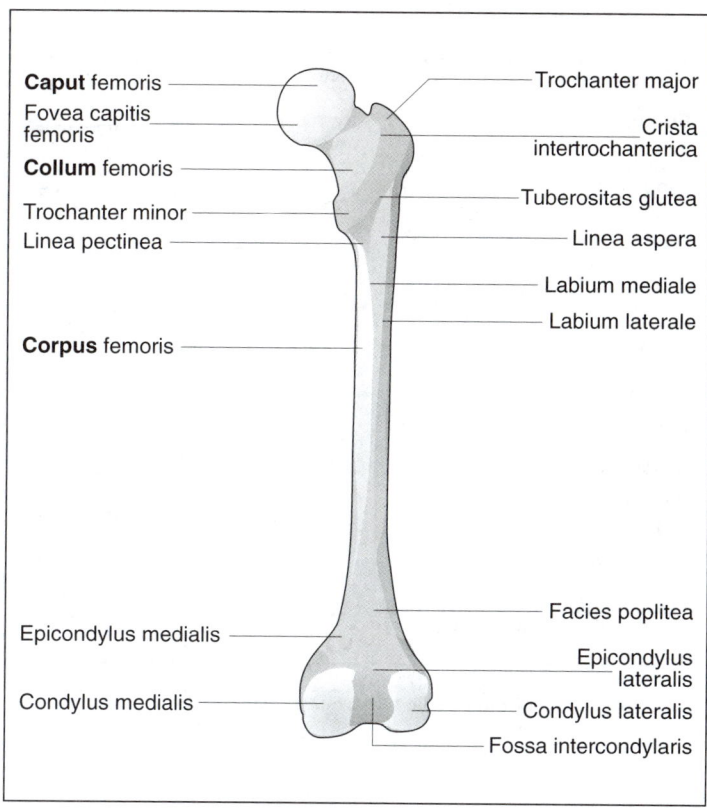

Caput femoris — Trochanter major
Fovea capitis femoris — Crista intertrochanterica
Collum femoris — Tuberositas glutea
Trochanter minor — Linea aspera
Linea pectinea — Labium mediale
— Labium laterale
Corpus femoris
— Facies poplitea
Epicondylus medialis — Epicondylus lateralis
Condylus medialis — Condylus lateralis
— Fossa intercondylaris

Abb. 3. **Rechter Oberschenkelknochen (Femur) von hinten**

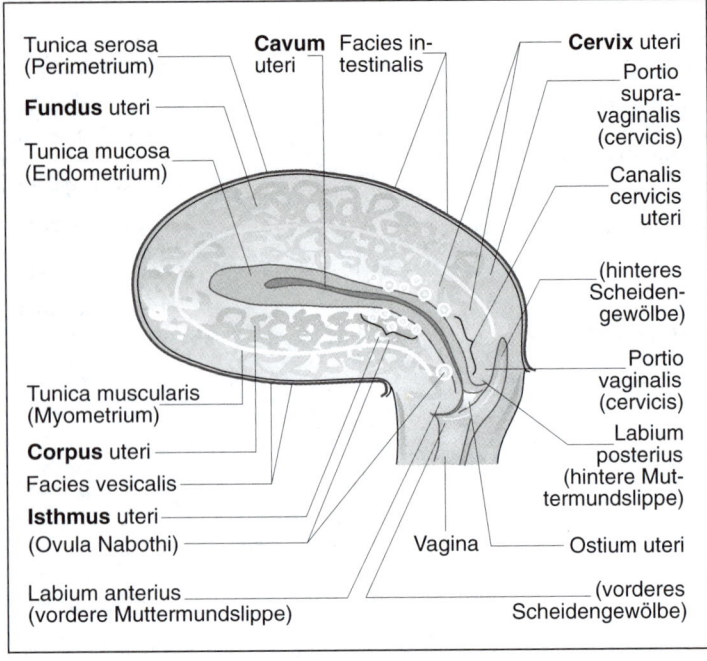

Tunica serosa
(Perimetrium)

Fundus uteri

Tunica mucosa
(Endometrium)

Cavum Facies in-
uteri   testinalis

Cervix uteri

Portio
supra-
vaginalis
(cervicis)

Canalis
cervicis
uteri

(hinteres
Scheiden-
gewölbe)

Portio
vaginalis
(cervicis)

Tunica muscularis
(Myometrium)

Corpus uteri

Facies vesicalis

Isthmus uteri

(Ovula Nabothi)

Labium anterius
(vordere Muttermundslippe)

Labium
posterius
(hintere Mut-
termundslippe)

Vagina   Ostium uteri

(vorderes
Scheidengewölbe)

Abb. 4. **Medianschnitt durch die Gebärmutter (Uterus)**

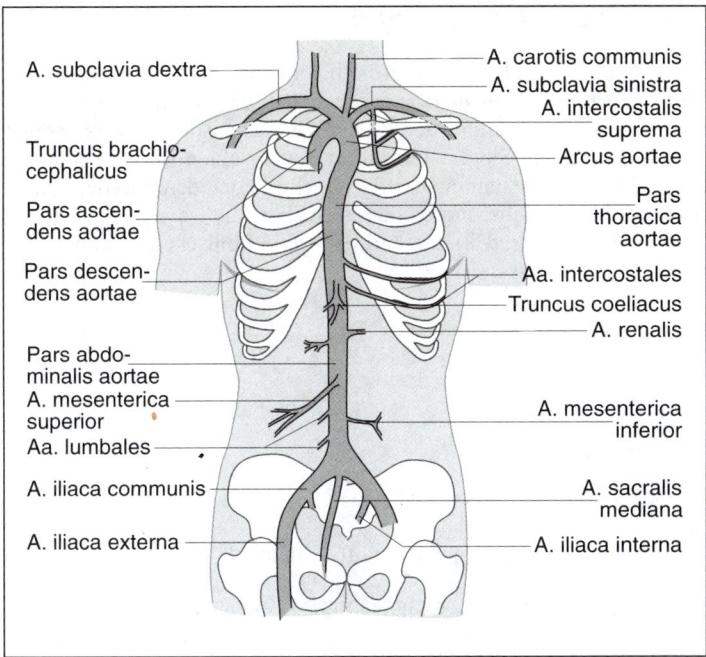

A. subclavia dextra

A. carotis communis
A. subclavia sinistra
A. intercostalis suprema

Truncus brachio-cephalicus

Arcus aortae

Pars ascen-dens aortae

Pars thoracica aortae

Pars descen-dens aortae

Aa. intercostales
Truncus coeliacus
A. renalis

Pars abdo-minalis aortae
A. mesenterica superior
Aa. lumbales

A. mesenterica inferior

A. iliaca communis

A. sacralis mediana

A. iliaca externa

A. iliaca interna

Abb. 5. **Hauptäste der Aorta. Ansicht von ventral**

B. Klinische Terminologie

Versuchen Sie (am besten schriftlich), sich die auf den folgenden Abbildungen 6 bis 8, in dem anschließenden Zeitschriftenbeitrag und dem Arztbrief vorkommenden klinischen Fachausdrücke verständlich zu machen, indem Sie die Termini in die einzelnen Bestandteile (vor allem Präfixe, Wortstämme, Suffixe) zerlegen und deren Bedeutung in den betreffenden Abschnitten dieses Buches (dazu eventuell in medizinischen Lexika und in anatomischen und klinischen Lehrbüchern) nachschlagen. Zum Beispiel:

Hernia supra-vesic(a)-al-is
Palm(a)-ar-erythem
Tele-angi-ektasie
Hypo-glyk-ämie
exo-gene In-toxik(o)-ation
chron-ische Laryng-itis
Ösophago-gastr-o-duodeno-skop-ie

Notieren Sie sich alle Fragen, die offen bleiben!

Versuchen Sie außerdem, folgende Fragen zu beantworten:
- Welche Begriffe für pathologische Prozesse, für diagnostische und therapeutische Verfahren kommen vor?
  Gibt es dafür kennzeichnende Wortelemente?
- Welche klinischen Begriffe scheinen Ihnen zutreffend gebildet zu sein, welche nicht, und warum nicht?
- Welche deutschen Fachbezeichnungen kommen vor?
- Welche Fremdwörter lassen sich durch deutsche Bezeichnungen ersetzen? Wenn ja, wie? Welche nicht, und warum nicht?
- Werden in der klinischen Fachsprache für Körperteile, Organe, Lage- und Richtungsbezeichnungen nur die Begriffe der anatomischen Nomenklatur verwendet oder auch andere? Wenn ja, welche?
- Welche allgemeinen Unterschiede zwischen der anatomischen und der klinischen Fachsprache fallen Ihnen auf?
  Läßt sich im Nebeneinander von Bezeichnungen aus verschiedenen Sprachen eine Gesetzmäßigkeit erkennen oder nicht?
- Welche stilistischen Merkmale kennzeichnen den Text des Zeitschriftenbeitrags als Beispiel medizinischer Fachliteratur?

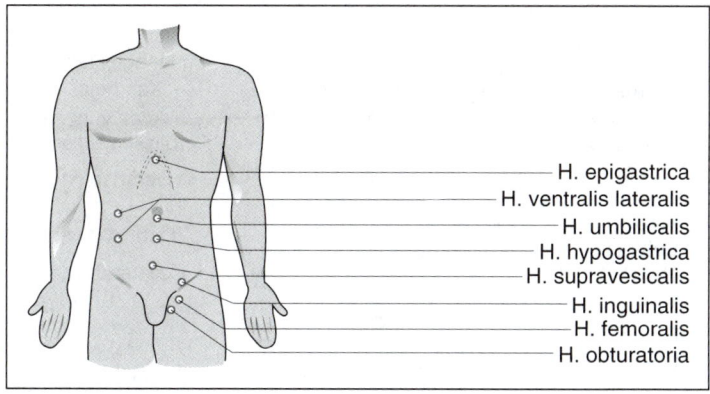

— H. epigastrica
— H. ventralis lateralis
— H. umbilicalis
— H. hypogastrica
— H. supravesicalis
— H. inguinalis
— H. femoralis
— H. obturatoria

Abb. 6. **Hernien: typische Bruchstellen an der vorderen Bauchwand**

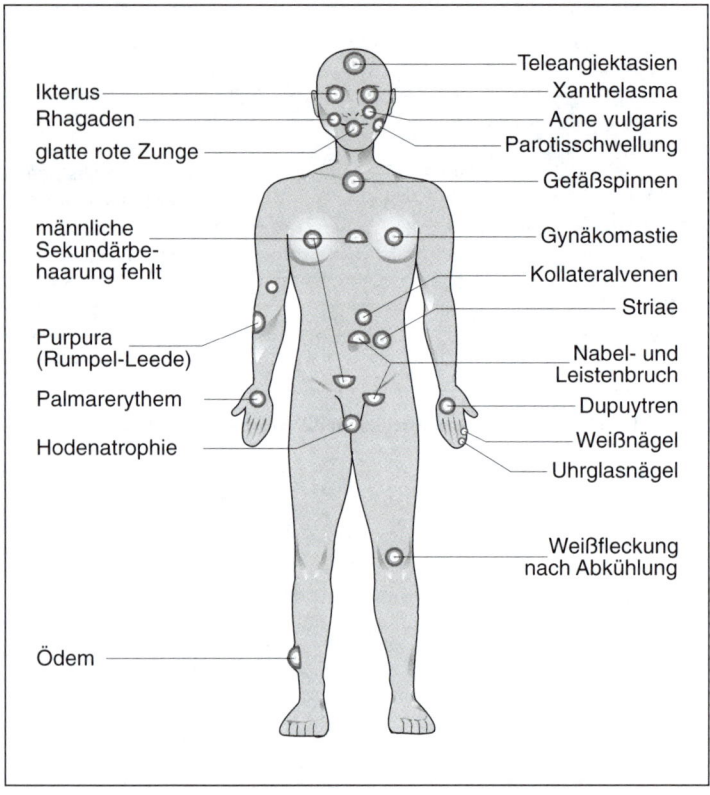

Ikterus
Rhagaden
glatte rote Zunge

männliche
Sekundärbe-
haarung fehlt

Purpura
(Rumpel-Leede)

Palmarerythem

Hodenatrophie

Ödem

Teleangiektasien
Xanthelasma
Acne vulgaris
Parotisschwellung

Gefäßspinnen

Gynäkomastie

Kollateralvenen

Striae

Nabel- und
Leistenbruch

Dupuytren

Weißnägel

Uhrglasnägel

Weißfleckung
nach Abkühlung

Abb. 7. **Symptome der Leberzirrhose, nachweisbar bei der Inspektion**

(Aus: W. Gerok, Erkrankungen der Leber und des biliären Systems. In: Gross/Schölmerich/Gerok [Hrsg.], Die Innere Medizin, 9. Aufl. Stuttgart, New York: Schattauer 1996)

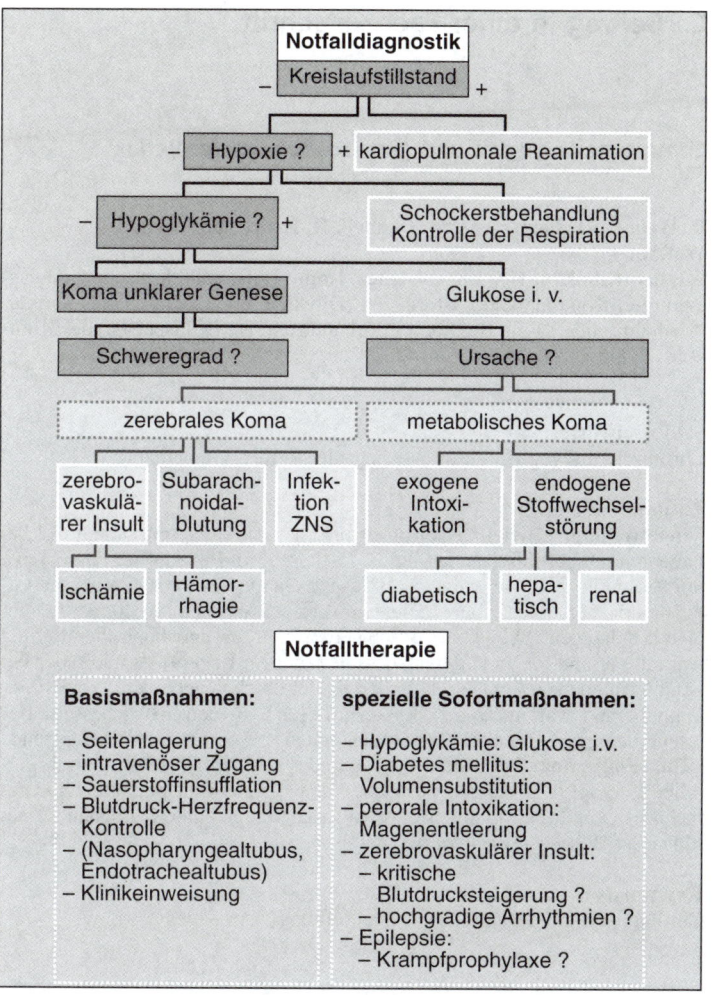

Abb. 8. Notfall Bewußtlosigkeit

(Aus: H.-P. Schuster, Internistische Notfälle. In: Gross/Schölmerich/Gerok
[Hrsg.], Die Innere Medizin, 9. Aufl. Stuttgart, New York: Schattauer 1996)

C. Beitrag in einer Fachzeitschrift

Chronische Laryngitis und gastroösophagealer Reflux*

R. Weber[1], D. Jaspersen[2], M. Deubel[1], R. Keerl[1], B. Schick[1], W. Draf[1]

Aus der [1]Klinik für HNO-Krankheiten, Kopf-, Hals- und Plastische Gesichtschirurgie, Kommunikationsstörungen (Direktor: Prof. Dr. W. Draf) und der [2]Medizinischen Klinik II (Direktor: Privatdozent Dr. D. Jaspersen) des Klinikums Fulda

Schlüsselwörter
Chronische Laryngitis, gastroösophagealer Reflux, Omeprazol

Zusammenfassung
Fragestellung: Effizienz einer probatorischen Therapie mit Omeprazol bei Patienten mit chronischer Laryngitis. **Patienten und Methode:** Prospektive offene Studie an 50 Patienten aus HNO-Praxen mit einer chronischen Laryngitis unklarer Ätiologie. Die Patienten wurden 2 Wochen mit 20 mg/d Omeprazol behandelt. Subjektive Beschwerden und laryngoskopischer Befund wurden vor und im Verlauf der Therapie erhoben. **Ergebnisse:** 80% der Patienten waren insgesamt beschwerdefrei oder deutlich gebessert. Der Stimmlippenbefund war in 72% völlig unauffällig bzw. deutlich gebessert. Beschwerden und Befund blieben in den ersten 4 Wochen nach Therapieende stabil. **Folgerung:** Beim Fehlen einer anderweitigen Ursache einer chronischen Laryngitis ist der probatorische Versuch einer Omeprazoltherapie gerechtfertigt und führt in einem hohen Prozentsatz zu einer deutlichen Besserung oder Heilung („Refluxlaryngitis").

Key words
Chronic laryngitis, gastro-esophageal reflux, omeprazole

* In: Med. Welt 1997; 48: 183–5

Summary
Background: Evaluation of the effectiveness of omeprazole therapy in regard to chronic laryngitis. **Patients and method:** Prospective study with 50 patients suffering from chronic laryngitis of unknown etiology treated by an outdoor-ENT-specialist. The patients were treated by omeprazole 20 mg/d. Subjective complaints and laryngoscopic findings were documented before, during and up to one month after therapy. **Results:** 80% of patients were free of complaints or showed major improvement. The vocal cords were laryngoscopically normal or showed an major improvement in 72%. Complaints and laryngoscopic finding remain stable in the first 4 weeks after the end of therapy. **Conclusions:** More often than supposed an esophageal reflux causes a chronic laryngitis. Therefore a probatory treatment with omeprazole is justified in absence of other causes ("refluxlaryngitis").

Einleitung

Jede unspezifische entzündliche Reaktion der Kehlkopfschleimhaut, die länger als 3 Wochen andauert, wird als chronische Laryngitis bezeichnet. Das führende klinische Symptom ist die Heiserkeit. Die Stimme ist vermindert belastbar. Weiterhin können ein Fremdkörper- und Globusgefühl sowie Räusperzwang und Hustenreiz bestehen.

Die Ergebnisse der meist durchgeführten polypragmatischen Therapie, bestehend aus Meidung evidenter Noxen (Rauchen!), Stimmschonung, Gabe von Antiphlogistika, Antibiotika, Inhalationen mit entzündungshemmenden und befeuchtenden Medikamenten sind nicht selten unbefriedigend.

Eine Reihe von Studien weist auf den Einfluß eines gastroösophagealen Refluxes auf die Entstehung der chronischen Laryngitis hin. Der niedergelassene Arzt wird die Mehrzahl der Patienten nicht motivieren können, sofort eine Ösophagogastroduodenoskopie und pH-Metrie zur Klärung durchführen zu lassen. Ein einfacher Weg besteht in der probatorischen Gabe von Omeprazol, das sich als hochwirksam in der medikamentösen Therapie der Refluxkrankheit erwiesen hat. Bei deutlicher Besserung der Laryngitis wäre dann eine gezielte Diagnostik bei hochgradigem Verdacht auf zugrunde liegende Refluxkrankheit einzuleiten und dem Patienten leicht plausibel zu machen.

Patienten und Methode

In einer prospektiven offenen Studie wurden 50 Patienten aus HNO-Praxen mit einer chronischen Laryngitis einbezogen. Einschlußkriterien waren eine seit über 3 Wochen bestehende Heiserkeit mit dem typischen Stimmlippenbefund einer chronischen Laryngitis (verdickte und gerötete Stimmlippen). Anamnestisch und mittels entsprechender Zusatzuntersuchungen (Logopädie, Röntgen der Nasennebenhöhlen, Allergietestung, Serologie) waren andere mögliche Ursachen (Tab. 1) ausgeschlossen worden.

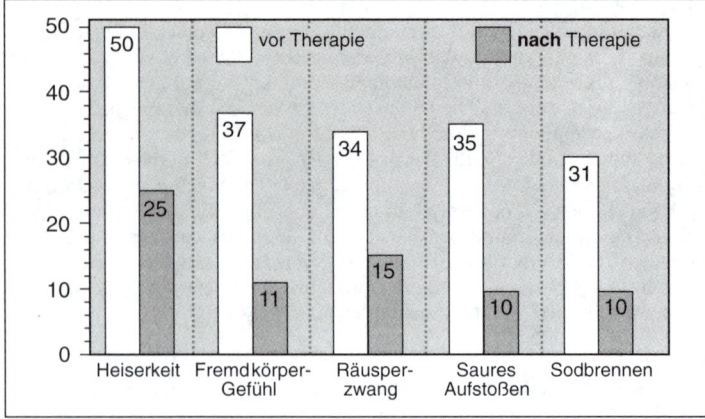

Abb. 1   Symptome bei chronischer Laryngitis vor und 2 Wochen nach Therapie mit Omeprazol 20 mg täglich.

Vor und bis zu 4 Wochen nach einer 2wöchigen Therapie mit 20 mg Omeprazol (Antra®) täglich wurden folgende subjektiven Beschwerden erfragt: Heiserkeit, Fremdkörpergefühl und Räusperzwang als Leitsymptome der chronischen Laryngitis sowie Sodbrennen und saures Aufstoßen als auf eine Refluxkrankheit hindeutende Beschwerden. Der Kehlkopfbefund wurde mittels Lupenlaryngoskopie und flexibler Endoskopie erhoben.

Ergebnisse
20 Frauen und 30 Männer im Alter von 20 bis 76 Jahren (Durchschnitt 51 Jahre) aus insgesamt 10 HNO-Praxen konnten in die Studie einbezogen werden. Sie hatten durchschnittlich seit 44 Wochen (3 Wochen bis 9 Jahre) Beschwerden im Sinne einer chronischen Laryngitis.
Die 2wöchige Omeprazoltherapie führte in 50% zu einem Verschwinden der Heiserkeit (Abb. 1). Das Fremdkörpergefühl konnte in 70%, der Räusperzwang in 56%, saures Aufstoßen in 71% und Sodbrennen in 68% beseitigt werden (Abb. 1). Die Beseitigung aller Beschwerden gelang in 22%, eine deutliche Besserung in weiteren 58%. Nur 20% der Patienten gaben keine Änderungen an.
Eine Verdickung und Rötung der Stimmlippen besserte sich in 50% bzw. 36% befundbezogen. In Kombination beider Befunde zeigte sich in insge-

Tab. 1   Ursachen der chronischen Laryngitis

Inhalation von Tabakrauch
Falscher oder lärmbedingter erhöhter Stimmgebrauch
Klimaeinflüsse, trockene Luft oder starke Temperaturschwankungen
   (Arbeitsplatz!)
Inhalation von Stäuben, giftigen Industriegasen, heißen Dämpfen
Behinderte Nasenatmung mit konsekutiver Mundatmung
Chronische Entzündungen der Nase, Nasennebenhöhlen sowie bei
   bronchopulmonalen Infekten
Allergie
Diabetes mellitus, Hypothyreose
Gastroösophagealer Reflux

---

samt 72% eine deutliche Besserung, wovon 32% einen völlig unauffälligen
Befund aufwiesen.
Im Verlauf der ersten 4 Wochen nach Therapieende blieben Beschwerden
und Befund unverändert.

Diskussion

Bereits 1968 wurde über die Assoziation von Laryngitis und gastroösopha-
gealem Reflux berichtet. Inzwischen finden sich verschiedene Studien, die
die Hypothese einer Reflux-induzierten chronischen Laryngitis stützen. So
konnten Jaspersen et al. bei Patienten mit nachgewiesener Refluxösophagitis
nach 4wöchiger Therapie mit Omeprazol eine Heilung der begleitenden
Laryngitis in 100% zeigen, wobei die Ösophagitis schneller abheilte als die
Laryngitis. Nach 2 Wochen betrug die Heilungsrate 29% bzw. 47,5%.
Zur Ätiologie der Reflux-assoziierten Laryngitis gibt es zwei wesentliche
Theorien:
1. Auslösung eines wiederholten Hustenreizes durch einen säureinduzierten
   Vagusreiz im unteren Ösophagus mit konsekutiver Laryngitis.
2. Direkte Säureschädigung des Larynx, wenn das Refluat den oberen Spei-
   seröhrensphinkter passiert, wobei es zur Mikroaspiration kommen kann.
Während   sich die meisten Ursachen der chronischen Laryngitis (Tab.1)
durch Anamnese oder einfache Untersuchungsverfahren klären lassen, ist
die Diagnostik des gastroösophagealen Reflux mittels Ösophagogastroduodenoskopie (ÖGD) und ggf. pH-Metrie für den Patienten deutlich bela-
stender.
Mit der vorliegenden Studie konnte gezeigt werden, daß nach Ausschluß an-
derer Ursachen die probatorische Therapie mit Omeprazol in 22% zur Be-

schwerdefreiheit und in weiteren 58% zu einer deutlichen Besserung führte. In diesen Fällen besteht der begründete Verdacht auf eine zugrunde liegende Refluxkrankheit, so daß der Patient wesentlich leichter zur weiterführenden Diagnostik motiviert werden kann. Im Rahmen der notwendigen Einsparungen im Gesundheitswesen kann die Rate unauffälliger Untersuchungsergebnisse reduziert werden.

Die Einzelsymptome Fremdkörper- oder Globusgefühl konnten mit 70% häufiger als die Heiserkeit beseitigt werden. Dies ist dadurch zu erklären, daß sich eine minimale Störung des Schwingungsablaufs der Stimmlippen zuerst als Heiserkeit äußert, während für die Entwicklung eines Fremdkörpergefühls eine ausgeprägte Pathologie notwendig ist.

Andererseits ist es vorstellbar, daß der Reflux ein Fremdkörpergefühl ohne Heiserkeit verursachen kann, wenn die Säure zwar den Hypopharynx und oberen Kehlkopfbereich, aber nicht die Stimmlippen erreicht. Auch in solchen Fällen scheint die probatorische Therapie mit Omeprazol zur Diagnostik sinnvoll. Eine HNO-ärztliche Untersuchung muß jedoch ein Malignom ausschließen, ebenso wie eine Heiserkeit von über 3 Wochen Dauer einer laryngoskopischen Untersuchung bedarf.

Um eine effektivere Säuresuppression zu erhalten, scheint uns eine Dosis von 40 mg täglich für eine Woche sinnvoller als das von uns zunächst gewählte Therapieregime mit 20 mg täglich für 2 Wochen. Mit der höheren Dosis erhält man rascher eine Information, inwieweit eine Refluxkrankheit zugrunde liegt. Bei fehlendem Therapieerfolg nach 1 Woche sollte eine zweite Woche mit 40 mg angeschlossen werden, wie auch bei der Refluxkrankheit in einigen Fällen mit einer höheren Dosierung über einen längeren Zeitraum behandelt werden muß.

Folgerungen

Bei Patienten mit einer chronischen Laryngitis liegt häufiger als bisher angenommen eine Refluxgenese vor. Beim Fehlen einer anderweitigen Ursache ist deshalb der probatorische Versuch einer Omeprazoltherapie (2 × 20 mg für 1 Woche) als Kombination aus diagnostischem und therapeutischem Verfahren gerechtfertigt. Auch bei Patienten mit bisher unklarem Fremdkörper- und Globusgefühl im oberen Halsbereich ist eine Refluxgenese in die differentialdiagnostischen Erwägungen einzubeziehen und ggf. eine probatorische Omeprazoltherapie durchzuführen. Bei persistierenden Beschwerden muß ein Malignom im oberen Halsbereich ausgeschlossen werden. Bei Therapieerfolg sollte eine weitere gastroenterologische Diagnostik mittels ÖGD und ggf. pH-Metrie und Therapie erfolgen.

D. Arztbrief

Sehr geehrter Herr Kollege!
Wir berichten über Frau ..., geb. ..., wohnhaft in ..., die sich vom 19. 10. bis zum 4. 11. ... in unserer stationären Behandlung befand.
Es handelt sich bei der Patientin um ein Asthma bronchiale bei Gravidität mens II.
Die Anamnese ist Ihnen bekannt; die jetzige Einweisung erfolgte im Status asthmaticus.
Bei der Aufnahme bestand bei der 24jährigen Patientin (Größe 172 cm, Gewicht 52,9 kg) eine ausgeprägte exspiratorische Dyspnoe. Über beiden Lungen fanden sich hypersonorer Klopfschall sowie spastische Nebengeräusche in Form von Giemen. Der Puls betrug 120/min. Sonst konnte bei der körperlichen Untersuchung kein Befund von Krankheitswert erhoben werden. Psychisch war die Patientin außerordentlich labil; Asthmaanfälle wurden überwiegend durch psychische Streßsituationen – wie das Verlegen von einer Station auf eine andere – ausgelöst.
Blutgasanalytisch fand sich eine erhebliche Hypoxämie (O_2-Druck 56,5 mmHg) und als Zeichen einer Hyperventilation eine deutliche Verminderung des CO_2-Drucks (28 mmHg) mit Verschiebung des Blut-pH ins Alkalische (pH 7,46). Der plethysmographisch gemessene Atemwiderstand war auf das Dreifache des oberen Normwertes erhöht. Elektrokardiographisch bestand eine Sinustachykardie von 142/min mit Zeichen der rechtsventrikulären Druckbelastung.
Unter den Laboratoriumswerten fiel eine starke Erhöhung der BSG von 52/78 mm auf. Das Serumeisen war auf 29 µg/100 ml erniedrigt, Kupfer auf 192 µg/100 ml erhöht. In der Papierelektrophorese waren die α_2-Globuline auf 14,5 rel. % erhöht bei normaler Verteilung der übrigen Fraktionen. Die übrigen Lagoratoriumswerte waren noch im Normbereich: rotes und weißes Blutbild, Thrombozyten, Harnsediment, Harnstatus, Blutzucker, Serumelektrolyte, harnpflichtige Substanzen i.S., Gesamteiweißgehalt i.S., Transaminasen i.S., Probe mit Lugolscher Lösung.
Die gynäkologische Untersuchung ergab eine intakte Gravidität mens II; der abgestufte Pregnostikontest war positiv.
Unter systematischer Behandlung mit Antibiotika, Broncholytika, Sekretolytika, Corticosteroiden, Psychopharmaka, Atemgymnastik und Sauerstoffbeatmung ließ sich insgesamt gesehen eine deutliche Besserung erzielen. Subjektiv war die Patientin beschwerdefrei, der plethysmographisch gemessene Atemwiderstand war nur noch leicht erhöht. O_2-Druck, CO_2-Druck und Blut-pH waren ebenfalls leicht gebessert.
Bei der Entlassung erhielt die Patientin folgende Medikamente: Euphyllin-Suppositorien (4 × 1/die), Volon-Tabletten (4 mg tägl.), Ozothin-Sirup (3 × 1

Eßlöffel tägl.), Valium-Tabletten (3 × 5 mg tägl.). Wegen der Schwangerschaft sollte eine Cortison-Dosis von 8 mg täglich nicht überschritten werden. Wegen des niedrigen Serumeisens ist eine orale Eisensubstitution empfehlenswert. Ihr Einverständnis voraussetzend, haben wir mit der Patientin weitere Kontrolluntersuchungen in unserer pneumologischen Ambulanz vereinbart.

Mit kollegialer Hochachtung

....

Versuchen Sie (am besten schriftlich), sich die im Arztbrief vorkommenden medizinischen Fachausdrücke verständlich zu machen, indem Sie sie in die einzelnen Bestandteile zerlegen und deren Bedeutung nachschlagen. Notieren Sie sich alle Fragen, die offen bleiben!

– Welche Gesichtspunkte sollte Ihrer Meinung nach ein guter Arztbrief berücksichtigen?
– Sind diese Gesichtspunkte im vorliegenden Beispiel enthalten? Wenn nein, wo nicht?
– Gibt der vorliegende Arztbrief zuviel / ausreichend / zuwenig / die richtigen / unnötige / falsche Informationen?
– Versuchen Sie, Ihr Urteil zu begründen!
– Worin unterscheidet sich ein Arztbrief in sprachlicher Hinsicht von einem medizinischen Zeitschriftenaufsatz?

E. Sprache in der Beziehung Arzt – Patient: Protokoll der Vorstellung eines Patienten in der Vorlesung

Viktor von Weizsäcker: Fälle und Probleme. Anthropologische Vorlesungen in der medizinischen Klinik. Hippokrates, Stuttgart 1947, S. 63–65.

Trauma, Traum und Krankheit (Asthma bronchiale)

W: Wie alt sind Sie, Frl. S.?
K: Sechsunddreißig Jahre.
W: Was fehlt Ihnen denn?

K: Ich habe Asthma.

W: Können Sie mir das etwas beschreiben?

K: Bei jeder geringen Erkältung kann ich nicht schnaufen, das heißt: ich kann schon schnaufen, aber krampfartig.

W: Haben Sie sich diesmal erkältet?

K: Diesmal wollte ich vorbeugen und ging zur Homöopathin.

W: Also nicht immer nur bei Erkältung? Zu einer Homöopathin sind Sie gegangen? Da haben Sie Tropfen bekommen?

K: Ja, ich habe Tropfen genommen.

W: Wie haben die gewirkt?

K: Die haben so stark gewirkt, daß alles aufgewühlt wurde. Und da hab' ich erst mein Asthma bekommen, ich bin beinahe erstickt.

W: War das eine Homöopathin, die Sie von früher schon kannten?

K: Ja, vor vier Jahren wurde ich behandelt. Danach hatte ich keine Beschwerden mehr. Bis jetzt zum Frühjahr, dort hatte ich einen Autounfall, und seitdem habe ich wieder das Asthma.

W: Jetzt wird die Sache klarer. Also, Sie sind vor vier Jahren schon von der Homöopathin behandelt worden und danach hatten Sie vier Jahre kein Asthma. – Sie sind angefahren worden?

K: Ja, ich stand neben dem Rad auf der Straße und wartete, daß das große Auto vorüberfahren sollte. Da kam ein kleines Personenauto von der anderen Seite und schleuderte mich auf das Trottoir.

W: Sie hatten also das Rad in der Hand und wurden weggeschleudert?

K: Ich wurde mit dem Rad erfaßt. Habe mir die Rippen gebrochen, es tat am Rücken weh, ich hatte eine leichte Gehirnerschütterung.

W: Und wie kam das Asthma?

K: Im Krankenhaus, drei bis vier Stunden nach dem Unfall, kam das Asthma. Ich konnte schlecht durchatmen.

W: Sie spürten also, daß es mit dem Atmen schlechter ging? Hatten Sie wieder Husten?

K: Nein.

W: Und ließen Sie gleich die Homöopathin rufen?

K: Nein, erst vierzehn Tage danach.

W: Was hat sie mit Ihnen gemacht?

K: Ich habe inhaliert und Tropfen bekommen.

W: Und wie waren Sie zufrieden mit der Homöopathin?

K: Die Homöopathin gab mir Gegenspritzen gegen das Asthma, kalte Abwaschungen, Tee aus Johannistrauben.

W: Jetzt haben Sie beschrieben, was Sie gemacht haben, aber wie Sie diesmal mit ihr zufrieden waren, sollte ich wissen.

K: Das erstemal war ich sehr zufrieden. Das zweitemal wurde die Homöopathin durch ein Auto totgefahren.

W: Nun ist auch noch die Homöopathin totgefahren worden.

K: Ich hatte gerade die Tropfen zwei Tag lang genommen, dann habe ich die Tropfen noch drei Tage weiter genommen, und dann ist es so schlimm geworden.

W: Also, die Tropfen haben verschlimmernd gewirkt?

K: Ja.

W: Genau so, wie vor vier Jahren, das wäre ja kein Einwand.

K: Ich will sie nie wieder nehmen, das ist eine Pferdekur.

W: Haben Sie denn jetzt eine andere Meinung darüber?

K: Frau Sch. sagte, es würde diesmal nicht so schlimm wie damals auf die Tropfen; weil ich aber die Tropfen weitergenommen habe und sie den Autounfall hatte, kam die große Verschlechterung.

W: Aber dafür kann die Homöopathie doch nichts und Frau Sch. auch nichts.

K: Das sage ich auch nicht, wenn sie leben täte, hätte sie mir vielleicht geholfen.

W: Wollten Sie denn danach nicht zu einer anderen Homöopathin gehen?

K: Nein, da muß man Zutrauen haben, man kann doch nicht gleich zu einem anderen gehen.

W: Sie meinen, das liegt an der Homöopathin und nicht an der Homöopathie? Nun, wie die Krankheit das allererstemal anfing, wann war denn das?

K: Vor fünfzehn Jahren.

W: Da waren Sie einundzwanzig Jahre alt. War da auch ein Unfall?

K: Nein, eine Erkältung.

W: So, eine Erkältung. Na, erkälten tut man sich doch oft.

K: Da war ich in der Schweiz und habe mich erkältet und ging nicht gleich zum Arzt und habe nachts viel gehustet. Als ich zum Arzt dann ging, war es zu spät.

W: War da auch eine Aufregung?

K: Da war eine große Aufregung. Die Frau des Hauses war von einem Auto totgefahren worden. Sie stürzte am Straßenrand hin. Sie war im Skianzug.

W: Waren Sie dabei?

K: Nein.

W: Das hat Sie aufgeregt?

K: Ja, ich war doch eineinhalb Jahre im Hause und kannte die Frau gut, und sie hatte drei Kinder.

W: Hat sich da das Asthma zum erstenmal gezeigt nach dem Unfall?

K: Ja, da kam es das erstemal, zehn Tage nach dem Unfall.

W: Vorher nicht?

K: Nein, ich erkältete mich.

W: Darauf bekamen Sie das Asthma?

K: Ja.

W: Haben Sie das Asthma auch sonst nach Aufregungen?

K: Eigentlich nur nach Erkältungen, wenn ich schnell laufe, oder wenn das Wetter schlecht ist.

W: Was nennen Sie Erkältung?

K: Schnupfen oder Husten.

W: Wenn man die Kranke ansieht, ist das doch auch jetzt noch eindrucksvoll genug. Es ist jetzt schon nicht mehr so schlimm als zu Anfang, als sie zu uns kam. Sie ist zyanotisch; wenn man sie abhorcht, ist ein charakteristischer Befund da. Über allen Lungenpartien reichlich grobe, feuchte Bronchitis mit Giemen und Schnurren, im Exspirium wesentlich mehr und anders als im Inspirium. Es ist ein eindeutiger und unverwechselbarer Befund. Die größere Mühe hat die Kranke beim Exspirium. – Jetzt möchten wir noch hören, ob Sie noch andere Krankheiten hatten?

K: Zweimal Lungenentzündung; die erste 1936.

W: War das vor dem Asthma?

K: Nein.

W: Und sonst?

K: Zweimal Angina und Rippenfellentzündung.

W: Hautausschläge, Durchfälle, Kinderkrankheiten?

K: Nein.

W: Wie sind denn Ihre Nerven? Sind Sie ein nervöser Mensch?

K: (Lächelt, bejaht).

W: Wie äußert sich denn das?

K: Ich erschrecke leicht, dann bekomme ich Herzklopfen und Zittern.

W: Auf was führen Sie das zurück? Haben Sie innere Aufregungen, träumen Sie?

K: Ja, ich habe schwere Träume!

W: Was für Träume?

K: Ich träume von Rosen und schwarzen Katzen.

W: Wo ist die Katze?

K: Am Hals.

W: Auch andere Tiere?

K: Ja, andere Tiere, auch Schlangen, sie sitzen immer am Hals und am Arm!

W: Ist das immer das gleiche?

K: Ja, es sieht immer ähnlich aus.

W: Sie bringen sie nicht weg?

K: Nein.

W: Haben Sie noch andere Träume?

K: Ich muß vor Feinden über eine Brücke laufen, der Verfolger holt mich ein, ich kann nicht weiter und springe ins Wasser, um mich zu retten. Wenn ich im Wasser bin, wache ich auf.

W: Ist die Atembeklemmung erst im Wasser?

K: Im Wasser ist es besser.

W: Und wenn Sie aufwachen, haben Sie den Anfall?

K: Der Anfall kommt, wenn der Traum war.

W: Ist das immer derselbe Traum?

K: Ja.

W: So, danke schön.

Fragen:

- Welche „Sprache" spricht die Patientin, welche der Arzt?
- Wie verlaufen die sprachlichen Interaktionen zwischen Arzt und Patientin?
- Erkennen Sie typische Merkmale von Patientensprache? Versuchen Sie, diese zu umschreiben und mit Beispielen zu belegen!
- Welche Bedeutung für das Arzt-Patient-Gespräch haben die zuhörenden Studenten?
- Sind alle vorkommenden medizinischen Fachausdrücke für Sie verständlich? Notieren Sie sich alle Fragen, die offen bleiben!

VII. Lateinische Redewendungen

a capite ad calcem	vom Scheitel bis zur Sohle
a priori	von vornherein
ab ovo	„vom Ei an", von Anfang an
ad absurdum	zum Sinnlosen (führen), als widersinnig nachweisen
ad acta	zu den Akten (legen)
ad exitum (venire)	zum Tod (kommen)
ad hoc	zu diesem (Zweck)
ad libitum	nach Belieben
ad manus medici	zu Händen des Arztes
ad usum proprium	zum eigenen Gebrauch (des Arztes)
ante finem	vor dem Ende, vor dem Tod
ante partum	vor der Entbindung
ars longa, vita brevis	die (ärztliche) Kunst (ist) lang, das Leben kurz (1. hippokratischer Aphorismus)
audiatur et altera pars	gehört werden soll auch die andere Partei
c.t. = cum tempore	„mit Zeit", mit akademischer Viertelstunde
circulus vitiosus	„fehlerhafter Kreis", „Teufelskreis", ungünstige gegenseitige Beeinflussung mehrerer Störungen
cito, tuto, iucunde	schnell, sicher, angenehm (behandeln) (Asklepiades von Bithynien)
conditio sine qua non	Bedingung, ohne die (es) nicht (geht)
contraria contrariis	Gegensätzliches mit Gegensätzlichem (behandeln)
coram publico	vor aller Augen
cum grano salis	„mit einem Körnchen Salz", mit entsprechender Einschränkung
curriculum vitae	Lebenslauf
de facto	tatsächlich
de mortuis nil nisi bene (dicendum)	über Tote (soll man) nur gut (reden)
eo ipso	eben dadurch, von selbst, selbstverständlich
ergo	also, folglich
etc., et cetera	und so weiter
ex iuvantibus	„aus den helfenden (Dingen)", Rückschluß aus wirksamen Mitteln auf die Krankheit

expressis verbis	ausdrücklich
fortiter in re, suaviter in modo	fest in der Sache, sanft im Vorgehen
genius loci	der Geist eines Ortes
h.c. = honoris causa	ehrenhalber
hic et nunc	hier und jetzt
hic locus, ubi mors gaudet succurrere vitae	hier (ist) der Ort, wo der Tod sich freut, dem Leben zu helfen
i.e. = id est	das bedeutet
ibd., ibid. = ibidem	ebenda
ignoramus, ignorabimus	wir wissen es nicht, wir werden es nicht wissen (Emil du Bois-Reymond)
in nuce	„in einer Nußschale", im Kern, im Ansatz
in statu nascendi	im Zustand des Entstehens
in tabula	auf dem Operations- oder Sektionstisch
in vitro	im Reagenzglas
in vivo	im lebenden Zustand, am lebenden Organismus
intra operationem	während der Operation
intra partum	während der Entbindung
intra vitam	während des Lebens
lapsus linguae	„Fehltritt der Zunge", Versprecher
laudatio	Lobrede
lege artis	„nach dem Gesetz der Kunst", nach den Regeln der Medizin
locus minoris resistentiae	Ort verminderten Widerstandes
medias in res	„mitten in die Dinge hinein", zur Sache kommen
memento mori	denke daran, daß du sterben mußt
mens sana in corpore sano	ein gesunder Geist in einem gesunden Körper
mors certa, hora incerta	der Tod (ist) gewiß, die Stunde ungewiß
mutatis mutandis	unter Veränderung des zu Ändernden
natura non facit saltus	die Natur macht keine Sprünge
natura sanat, medicus curat	die Natur heilt, der Arzt behandelt
naturalia non sunt turpia	natürliche (Dinge) sind nicht verwerflich

nolens volens	(teils) nicht wollend, (teils) wollend
numerus clausus	„geschlossene Anzahl", beschränkte Anzahl (bei einer Zulassung)
omne vivum ex ovo	alles Lebendige (stammt) aus einem Ei (William Harvey)
omnis cellula e cellula	jede Zelle (stammt) aus einer Zelle (François Raspail, Rudolf Virchow)
per exclusionem	(Diagnose) durch Ausschluß (anderer Krankheiten)
per primam (intentionem)	primär (heilende Wunde)
per secundam (intentionem)	sekundär (heilende Wunde)
per vias naturales	auf natürlichem Wege
persona non grata	unerwünschte Person
placet	„es gefällt", Zustimmung
plenus venter non studet libenter	ein voller Bauch studiert nicht gern (Regimen sanitatis, Salerno)
post operationem	nach der Operation
primo loco	an erster Stelle
primum nil nocere	erstes (Prinzip ist): nicht schaden (Hippokrates)
primus inter pares	der erste unter Gleichen
principiis obsta	widerstehe den Anfängen
pro die	für den Tag, täglich
pro domo	„für das Haus", für die eigenen Interessen
(prognosis) quoad sanationem	(Prognose) die Heilung betreffend
(prognosis) quoad vitam	(Prognose) Leben (oder Tod) betreffend
PS = post scriptum	Nachschrift
punctum saliens	der springende Punkt (Aristoteles)
quod est (erat) demonstrandum	was zu beweisen ist (war) (Euklid)
Quorum	„von welchen", zur Beschlußfassung erforderliche Anzahl
relata refero	ich gebe (nur) Berichte (anderer) wieder
restitutio ad integrum	völlige Wiederherstellung (von Körperfunktionen)

Rigorosum (= Examen rigorosum)	„das strenge Examen", mündliche Doktorprüfung
s.t. = sine tempore	„ohne Zeit", ohne akademische Viertelstunde
signum mali ominis	ein Zeichen von schlechter Vorbedeutung
similia similibus curentur	Ähnliches soll mit Ähnlichem behandelt werden (Samuel Hahnemann)
sola dosis facit venenum	allein die Dosis macht das Gift (nach Paracelsus)
status quo	gegenwärtiger Zustand
sui generis	von eigener Art
tabula rasa	„reiner Tisch", reinen Tisch (machen)
ultima ratio	die letzte Möglichkeit, letztes zur Verfügung stehendes Mittel
ultra posse nemo obligatur	über sein Können hinaus ist niemand verpflichtet
ut aliquid fiat	damit irgendetwas geschehe
v.v. = vice versa	umgekehrt
Venia legendi	die Erlaubnis, Vorlesungen zu halten
vs. = versus	„gewendet", gegenüber

VIII. Abkürzungen

Aus der Fülle der in der medizinischen Fachsprache gebräuchlichen
Abkürzungen können hier nur wenige exemplarisch angeführt
werden.

A., Aa.	Arteria, Arteriae
AAR	Antigen-Antikörper-Reaktion
ABC-Regel	airways (Atemwege), breathing (Beatmung), circulation (Kreislauf)
ACH	adrenal cortical hormone (Nebennierenrindenhormon)
ACTH	adrenocorticotropic hormone (adrenokortikotropes Hormon)
ADP	Adenosindiphosphat
AIDS	acquired immune deficiency syndrome (erworbenes Immundefektsyndrom)
AMP	Adenosinmonophosphat
a.p.	1. anterior-posterior
	2. ante partum
ASR	1. Achillessehnenreflex
	2. Antistreptolysin-Reaktion
ATP	Adenosintriphosphat
BCG(-Impfung)	Bacille Calmette-Guérin
BDR	Bauchdeckenreflex
BKS (auch: BSG)	Blutkörperchensenkung(sgeschwindigkeit)
BPH	benigne Prostatahyperplasie
BSE	bovine spongiform encephalopathy („Rinderwahnsinn")
BSG (auch: BKS)	Blut(körperchen)senkungsgeschwindigkeit
BWS	Brustwirbelsäule
Ca	Calcium (Kalzium)
Ca.	Carcinom (Karzinom)
CRP	C-reaktives Protein
CT	Computertomographie
DD	Differentialdiagnose
DNS (DNA)	Desoxyribonukleinsäure (desoxyribonucleic acid)

DSM III	Diagnostisches und statistisches Manual psychischer Störungen, 3. Aufl.
EBV	Epstein-Barr-Virus
ECHO-Viren	enteric cytopathogenic human orphan viruses
EEG	Elektroenzephalogramm
EKG	Elektrokardiogramm
ELISA	enzyme-linked immunosorbent assay (Enzym-Immunoassay)
EMG	Elektromyogramm
ERCP	endoskopische retrograde Cholangio-pankreatikographie
FSH	follikelstimulierendes Hormon
GFR	glomeruläre Filtrationsrate
Gl., Gll.	Glandula, Glandulae
Go	Gonorrhö
GOT (auch: SGOT)	(Serum-)Glutamat-Oxalacetat-Transaminase
GPT (auch: SGPT)	(Serum-)Glutamat-Pyruvat-Transaminase
GT	Gesprächstherapie
γ-GT	Gammaglutamyltransferase
Hb	Hämoglobin
HCG	human chorionic gonadotropin (Choriongonadotropin)
HCS	human chorionic somatotropin
HDL	high density lipoproteins (Lipoproteine hoher Dichte)
HHL	1. Hypophysenhinterlappen 2. Hinterhauptslage
HIV	human immune deficiency virus (AIDS-Virus)
HVL	Hypophysenvorderlappen
HWS	Halswirbelsäule
i.a.	intraarteriell (intra arteriam)
i.c.	intrakutan (intra cutem)
ICD-10	international classification of diseases, injuries and causes of death (Internationale Klassifikation der Krankheiten, Verletzungen und Todesursachen), 10. Aufl.
ICR	1. Interkostalraum 2. Intrakutanreaktion

IE (IU)	internationale Einheit (international unit)
i.m.	intramuskulär (intra musculum)
INN	international non-proprietary name, internationaler Freiname (generic name) pharmazeutischer Grundstoffe
IQ	Intelligenzquotient
i.v.	intravenös (intra venam)
KHK	koronare Herzkrankheit
LDL	low density lipoproteins (Lipoproteine niedriger Dichte)
LHRF	luteinizing hormone releasing factor
Lig., Ligg.	Ligamentum, Ligamenta
LSD	Lysergsäurediäthylamid
LWS	Lendenwirbelsäule
M., Mm.	Musculus, Musculi
M.	Morbus
MCV	mean corpuscular volume (mittleres Erythrozytenvolumen)
mg	Milligramm
Mg	Magnesium
MG	Molekulargewicht
MRI (auch: NMR)	magnetic resonance imaging (Kernspinresonanztomographie)
MS	multiple Sklerose
N., Nn.	Nervus, Nervi
NBZ	Nüchternblutzucker
NMR (auch: MRI)	nuclear magnetic resonance (Kernspinresonanztomographie)
NNR	Nebennierenrinde
o.B.	ohne (krankhaften) Befund
OP	Operationssaal
Op.	Operation
Pap	Papanicolaou (-Färbung, -Abstrich)
PAT	Plättchen-Aggregations-Test
PCP	primäre chronische Polyarthritis
pH	„potentia (pondus) Hydrogenii" (Maß für Wasserstoffionen-Konzentration)
PKU	Phenylketonurie
PSR	Patellarsehnenreflex

PTCA	perkutane transluminate coronare Angioplastie
®	registered as trade mark (eingetragenes Warenzeichen)
R., Rr.	Ramus, Rami
RAST	Radio-Allergo-Sorbent-Test
RBF	renal blood flow (Nierendurchblutung)
REM (-Phase)	rapid eye movements (Schlafstadium mit schnellen Augenbewegungen)
RES	retikuloendotheliales System
RNS (RNA)	Ribonukleinsäure (ribonucleic acid)
Rp.	Recipe („nimm!")
RR	Riva-Rocci (mit dem von Riva-Rocci entwickelten Apparat gemessene Blutdruckwerte)
s.c.	subkutan (sub cutem)
SGOT (auch: GOT)	Serum-Glutamat-Oxalacetat-Transaminase
SGPT (auch: GPT)	Serum-Glutamat-Pyruvat-Transaminase
SI-Einheiten	Einheiten nach dem Système international des unités
SIDS	sudden infant death syndrome (Syndrom des plötzlichen Kindstodes)
STH	somatotropes Hormon
Tb, Tbc, Tbk	Tuberkulose
TEBK	totale Eisenbindungskapazität
TNM	Tumor, Nodus (lymphaticus), Metastase: Stadieneinteilung maligner Tumoren
V., Vv.	Vena, Venae
VT	Verhaltenstherapie
WHO	World Heath Organization (Weltgesundheitsorganisation)
ZNS	Zentralnervensystem
ZVD	zentraler Venendruck

IX. Die Buchstaben des griechischen Alphabets

A, α (alpha)	α-Strahlen, α-Teilchen α-Wellen, α-Rhythmus (im EEG) α-ständiges C-Atom α_1-Globuline
B, β (beta)	β-Strahlen, β-Teilchen β-Globuline Betarezeptorenblocker Betamethason (= 16β-Methyl-9α-fluorprednisolon)
Γ, γ (gamma)	γ-Strahlen γ-Globuline γ-Granula in γ-Zellen (im HVL)
Δ, δ (delta)	M. deltoideus Delta-Aktivität (im EEG)
E, ε (epsilon)	ε-Aminocapronsäure
Z, ζ (zeta)	ζ-Wellen (im EEG)
H, η (eta)	η-Zellen (im HVL) Maß für die Viskosität (Hagen-Poiseuille-Gesetz)
Θ, ϑ (theta)	ϑ-Wellen (im EEG)
I, ι (iota)	

K, κ (kappa)	Kappazismus
Λ, λ (lambda)	Sutura lambdoidea, Lambdanaht λ-Wellen (im EEG) Lambda-Anastomose
M, μ (my)	μg μ (μm), μμ Myopie
N, ν (ny)	ν (Frequenz)
Ξ, ξ (xi)	
O, o (omikron)	
Π, π (pi)	π (Verhältnis von Kreisumfang zu Kreisdurch- messer)
P, ρ (rho)	Rhotazismus
Σ, σ (sigma)	Colon sigmoideum, Sigmoid (ursprüngliche Form des großen Sigma: C)
T, τ (tau)	
Y, υ (ypsilon)	Y-Chromosom Y-Fuge
Φ, φ (phi)	

X, χ (chi)	Chiasma opticum Chiasma tendinum
Ψ, ψ (psi)	Psi-Phänomene
Ω, ω (omega)	Ω (= Ohm, Einheit des elektrischen Widerstands) ω-Bifurkation Omegafettsäuren

X. Literatur

A. Allgemeines

Drozd L, Seibicke W. Deutsche Fach- und Wissenschaftssprache. Bestandsaufnahme – Theorie – Geschichte. Wiesbaden: Brandstetter 1973

Dürholtz D. Zur Kommunikation zwischen Arzt und Patient. Unterschiede in Klassifikation und Kognition von Krankheitsbegriffen als Ursache von Verständigungsschwierigkeiten zwischen Arzt und Laien. (Europäische Hochschulschriften, Reihe 3, Bd. 573) Frankfurt a.m., Berlin, Bern, New York, Paris, Wien: Lang 1993

Etymologisches Wörterbuch des Deutschen. 2. Aufl. Pfeifer W (Hrsg). Berlin: Akademie Verlag 1993. – Als Taschenbuch: München: Deutscher Taschenbuch Verlag 1995 (dtv 32511)

Fachsprachen. Hahn W von (Hrsg). (Wege der Forschung 498) Darmstadt: Wiss. Buchges. 1981

Ferber L von. Sozialdialekte in der Medizin. Das Sprachverhalten von Laien, Praktikern und Wissenschaftlern. In: Entfremdete Wissenschaft. Böhme G, Engelhardt M von (Hrsg). (Suhrkamp Taschenbuch Wissenschaft 278) Frankfurt a.M.: Suhrkamp 1979; 29–55

Fluck H-R. Fachsprachen. Einführung und Bibliographie. (Uni-Taschenbücher 483) München: Francke 1976

Goltz D. Krankheit und Sprache. In: Sudhoffs Arch 1969; 53: 225–69

Hoffmann-Richter U. Der Knoten im roten Faden. Eine Untersuchung zur Verständigung von Arzt und Patient in der Visite. (Arbeiten zur Sprachanalyse 4) Bern, Frankfurt a.M., New York: Lang 1985

Höfler M. Deutsches Krankheitsnamen-Buch. München 1899. Reprint. Hildesheim, New York: Olms 1970

Kluge F. Etymologisches Wörterbuch der deutschen Sprache. 22. Aufl. Seebold E von (Bearb). Berlin, New York: de Gruyter 1989

Löning P. Das Arzt-Patienten-Gespräch. Gesprächsanalyse eines Fachkommunikationstyps. (Arbeiten zur Sprachanalyse 3) Bern, Frankfurt a.M., New York: Lang 1985

Lüth P. Sprechende und stumme Medizin. Über das Patienten-Arzt-Verhältnis. Frankfurt a.M., New York: Herder & Herder 1974

Möhn D, Pelka R. Fachsprachen. Eine Einführung. (Germanistische Arbeitshefte 30) Tübingen: Niemeyer 1984

Rauch AN. Krankheitsnamen im Deutschen. Eine dialektologische und etymologische Untersuchung der Bezeichnungen für Diphtherie, Febris scarlatina, Morbilli, Parotitis epidemica und Varicellae. Stuttgart: Franz Steiner 1995

Rawlinson F. Semantische Untersuchung zur medizinischen Krankheitsterminologie. (Marburger Beiträge zur Germanistik 46) Marburg: Elwert 1974

Röhrenbeck U. Dottern, dippen oder strippen... Anglizismen in der deutschen Medizinersprache. München: Medikon 1988

Schipperges H. Die Sprache der Medizin. Medizinische Terminologie als Einführung in das ärztliche Denken und Handeln. Heidelberg: Fischer 1988

Schmidt W. Charakter und gesellschaftliche Bedeutung der Fachsprachen. In: Sprachpflege 1969; 18: 10–21

Silomon H. Der Wandel der medizinischen Laiensprache. In: Medizinische Monatsschrift 1974; 28: 326-30

Sontag S. Krankheit als Metapher. 4. Aufl. (Fischer Taschenbuch 3823) Frankfurt a.M.: Fischer Taschenbuch Verlag 1989

Steudel J. Die Fachsprache der Medizin. In: Studium generale 1951; 4: 154–61

Uexküll Th von. Sprechen und Sprachformen in der Medizin. In: Sprache des Kranken – Sprache des Arztes. Die therapeutische Übersetzung. Drees A, Gebhard E, Luban-Plozza B (Hrsg). (Patientenbezogene Medizin 5) Stuttgart, New York: Fischer 1982; 21–34

B. Terminologische Lehrbücher

Beyer Ch. Pharmazeutische und Medizinische Terminologie. Ein Wörterbuch mit Einführung für Studium und Praxis. 4. Aufl. Stuttgart: Wissenschaftl. Verlagsgesellschaft 1996

Lippert-Burmester W, Lippert H. Medizinische Fachsprache. Programmiertes Lehrbuch für Medizinstudium und Gesundheitsberufe. Stuttgart, New York: Schattauer 1994

Michler M, Benedum J. Einführung in die medizinische Fachsprache. Medizinische Terminologie für Mediziner und Zahnmediziner auf der Grundlage des Lateinischen und Griechischen. 2. Aufl. Berlin, Heidelberg, New York: Springer 1981

Müller I, Schulz S (Hrsg). Medizinische Terminologie. Bd. 1–2. Essen: Klartext-Verlag 1993

Murken AH. Lehrbuch der Medizinischen Terminologie. Grundlagen der ärztlichen Fachsprache. 3. Aufl. Stuttgart: Wissenschaftl. Verlagsgesellschaft 1994

C. Sachwörterbücher

Haubrich WS. Medical Meanings. A Glossary of Word Origins. Philadelphia: American College of Physicians 1997

Hoffmann-Axthelm W. Lexikon der Zahnmedizin. 6. Aufl. Berlin: Quintessenz 1995

Hunnius (C). Pharmazeutisches Wörterbuch. 7. Aufl. Burger A, Wachter H (Hrsg). Berlin, New York: de Gruyter 1993

Pschyrembel Klinisches Wörterbuch. 258. Aufl. Berlin, New York: de Gruyter 1998. – Auch als CD-ROM

Roche Lexikon Medizin. Hoffmann-La Roche AG, Urban & Schwarzenberg (Hrsg). 4. Aufl. München, Wien, Baltimore: Urban & Schwarzenberg 1998. – Auch als CD-ROM

Skinner HA. The Origin of Medical Terms. 2. ed. Baltimore: Williams & Wilkins 1961. Reprint: New York: Hafner 1970

Wörterbuch der Medizin. Begr. v. M. Zetkin und H. Schaldach. Bearb. v. d. Lexikonredaktion des Verlages unter d. Leitung v. Th. Ludewig. 16. Aufl. Wiesbaden: Ullstein Medical 1999. – Auch als CD-ROM

D. Sprachwörterbücher

Europäisches Medizinisches Wörterbuch. Deutsch, Englisch, Spanisch, Französisch, Italienisch. Stuttgart, New York: Schattauer 1991

Reuter P, Reuter Ch. Thieme Leximed. Medical Dictionary English – German. Stuttgart, New York: Thieme 1995

Reuter P, Reuter Ch. Thieme Leximed. Medizinisches Wörterbuch Deutsch – Englisch. Stuttgart, New York: Thieme 1996

Reuter P, Reuter Ch. Thieme Leximed. Pocket Dictionary of Medicine. Taschenwörterbuch Medizin. English – German / Deutsch – Englisch. Stuttgart, New York: Thieme 1998

E. Die anatomische Nomenklatur

Barcia Goyanes JJ. Onomatologia anatomica nova. Historia del lenguaje anatómico. Bd. 1–8. Valencia: Universidad de Valencia 1978–1986

Faller A. Die Fachwörter der Anatomie, Histologie und Embryologie. 29. Aufl. München: Bergmann 1978

Hyrtl J. Onomatologia anatomica. Geschichte und Kritik der anatomischen Sprache der Gegenwart. Wien: Braumüller 1880. Nachdruck: Hildesheim, New York: Olms 1970

Leutert G. Die anatomischen Nomenklaturen von Basel, Jena und Paris in dreifacher Gegenüberstellung. Leipzig: Edition Leipzig 1963

Lippert-Burmester W, Burmester M. Kritik der internationalen anatomischen Nomenklatur. Med. Diss. Hannover 1990

Olry R. Dictionary of Anatomical Eponyms. Stuttgart, Jena, New York: Gustav Fischer 1995

Terminologia Anatomica – International Anatomical Terminology. Federative Committee on Anatomical Terminology (FCAT) and International Federation of Anatomical Associations (IFAA). Whitmore I (Hrsg). Stuttgart, New York: Thieme 1998.– Auch als CD-ROM

F. Klinische Fachsprache

Burg E von. Die schriftliche Arbeitssprache der Medizin. Eine linguistische Untersuchung am Beispiel der Krankengeschichte. (Europäische Hochschulschriften. Reihe 21: Linguistik, Bd. 80) Frankfurt, Bern, New York: Lang 1990

Dictionary of medical eponyms. Hirkin BG, Whitworth JA (eds). Parthenon, N.J.: Carnforth 1987

Gross P. Medical English. Zweisprachige Texte zur Vorbereitung auf die klinische Auslandstätigkeit. 2. Aufl. Stuttgart, New York: Thieme 1994

Guardiola PM, Gruber UF. Wie sage ich's den Patienten auf deutsch, türkisch, italienisch, spanisch und serbokroatisch? Bern, Stuttgart, Toronto: Huber 1986

Guardiola PM, Gruber UF. Wie sagt's der Arzt auf deutsch, französisch, italienisch, spanisch und englisch? Bern, Stuttgart, Toronto: Huber 1985

Heckl RW. Der Arztbrief. Eine Anleitung zum klinischen Denken. 2.Aufl. Stuttgart, New York: Thieme 1990

ICD-10. Internationale statistische Klassifikation der Krankheiten und verwandter Gesundheitsstörungen. 10. Revision. Hrsg. v. Deutschen Institut für medizinische Dokumentation und Information, DIMDI. Bd. 1–3 (in 2 Bdn.) Bern, Göttingen, Toronto, Seattle: Huber 1994

Leiber B. Die klinischen Syndrome. Syndrome, Sequenzen, Symptomenkomplexe. 8. Aufl. Adler G, Burg G, Kunze J, Pongratz D, Schinzel A, Spranger J (Hrsg). Bd. 1: Krankheitsbilder. Bd. 2: Symptome. München, Wien, Baltimore: Urban & Schwarzenberg 1996

Leiber B, Olbert T. Die klinischen Eponyme. Medizinische Eigennamenbegriffe in Klinik und Praxis. München, Berlin, Wien: Urban & Schwarzenberg 1968

G. Abkürzungsverzeichnisse

Hamilton, B, Guidos B. MASA Medical Acronyms, Symbols and Abbreviations. 2. ed. New York: Neal-Schuman 1988

Heister R. Dictionary of Abbreviations in Medical Science. Berlin, Heidelberg, New York: Springer 1989

Heister R. Lexikon medizinisch-wissenschaftlicher Abkürzungen. 4. Aufl. Stuttgart, New York: Schattauer 1998

XI. Gruppenarbeit im Kursus der medizinischen Terminologie Erläuterungen und Arbeitsanleitung

Reinhard Lohölter und Helmut Siefert

Seit dem Sommersemester 1978 werden am Frankfurter Fachbereich Humanmedizin im Kursus der medizinischen Terminologie (Gruppen von H. Siefert) Methoden des sog. „peer-teaching" eingesetzt (studentische Kleingruppenarbeit ohne aktives Eingreifen des Dozenten): die strukturierte Gruppendiskussion („education through student interaction", ETSI) und der Partner-Unterricht („learning-cell"). Organisatorische Voraussetzungen dafür sind nach unserer Erfahrung zweistündige Kurse mit jeweils 20 bis 30 Teilnehmern.

Unser hier vorgestelltes Kurskonzept sollte nicht im Sinne eines „Modells" mißverstanden werden. Es handelt sich zwar um einen – wie wir meinen – gelungenen, aber weiterhin entwicklungsfähigen Ansatz, den Kursus der medizinischen Terminologie durch didaktische und curriculare Maßnahmen attraktiver zu gestalten.

Die kontinuierliche studentische Unterrichtskritik mit Hilfe von Fragebögen (Beispiele siehe Anlage 1 und 2) hat gezeigt, daß durch diese Kleingruppenarbeit der Kurs im Vergleich zur herkömmlichen Vorlesungs- bzw. Seminarform zu einer eher positiven, motivierenden Erfahrung für Studierende und Dozent wurde.

Im folgenden stellen wir die Arbeitsunterlagen vor, die wir den Kursteilnehmern aushändigen (daher auch die unmittelbare Anrede der Studierenden).

A. Erläuterungen zur strukturierten Gruppendiskussion

Zu Beginn der Stunde teilt sich Ihr Kurs in Kleingruppen von sechs bis acht Teilnehmern, die anhand des beigefügten „Leitfadens" arbeiten sollen. Zu diesem Zweck bekommen Sie in der Stunde davor Arbeitsmaterial ausgehändigt bzw. genannt.

Wir empfehlen Ihnen, sich anhand des Leitfadens schriftlich (mit Kopie) zu Hause vorzubereiten. Ein Exemplar liefern Sie ohne namentliche Kennzeichnung zu Beginn des Unterrichts beim Dozenten zu dessen Information ab; das andere soll als Grundlage für die Kleingruppenarbeit dienen.

Der *Leitfaden* soll Ihnen die Lektüre und das Verständnis des Arbeitsmaterials erleichtern. Dabei empfehlen wir Ihnen folgendes Vorgehen:

1. das Lesen von Leitfaden und Text;
2. das Durcharbeiten des Textes anhand des Leitfadens, wobei Sie zu den jeweiligen Punkten Ihre Überlegungen schriftlich festhalten;
3. Durchsicht Ihrer Ausarbeitung im Hinblick darauf, ob die Punkte 1 bis 4 des Leitfadens erfaßt sind und Ihre persönliche Stellungnahme deutlich geworden ist.

Die von Ihnen erwartete Vorbereitung wird den üblichen Zeitaufwand nicht überschreiten (jeweils 1 bis 2 Stunden).

Um die Gruppendiskussion möglichst effektiv zu gestalten, einigt sich jede Kleingruppe zu Beginn auf einen Diskussionsleiter, der folgende Aufgaben hat:

1. er soll die aktive Teilnahme aller Mitglieder fördern;
2. er soll darauf achten, daß alle Punkte des Leitfadens ausführlich diskutiert werden;
3. außerdem soll er im anschließenden Plenum eine kurze Zusammenfassung der Resultate bzw. ungelösten Probleme der Kleingruppenarbeit geben.

Nach Beendigung der strukturierten Gruppendiskussion erfolgt die *Gruppenevaluation* (s. Anlage 1). Bitte beantworten Sie jede(r) für sich die beigefügten Fragen dieser Gruppenevaluation und sprechen Sie anschließend in der Gruppe darüber.

Bei einer Kurszeit von 90 Minuten gliedert sich der Unterricht in folgende Abschnitte:

1. strukturierte Gruppendiskussion   40 Minuten
2. Gruppenevaluation   10 Minuten
3. Plenum   40 Minuten

Leitfaden zur strukturierten Gruppendiskussion

1. Zentrale Begriffe
Nennen Sie die zentralen Begriffe aus dem vorliegenden Arbeitsmaterial.

2. Hauptthemen
Schreiben Sie in Ihren eigenen Worten eine kurze Zusammenfassung der zentralen Themenstellung(en) des Textes. Welche Argumente trägt der Autor vor? Wo sind die Nebenpunkte der Argumentation?

3. Fragen
Notieren Sie Fragen zum vorliegenden Text. Was ist Ihnen an den zentralen Begriffen und Hauptthemen unverständlich oder unklar geblieben?

4. Kritik
Formulieren Sie einige kritische Gedanken zum Text, und zwar auf der intellektuellen und auf der gefühlsmäßigen Ebene. Zum Beispiel: Ist die Beweisführung korrekt? Sind die Schlußfolgerungen aus der Beweisführung abgeleitet? Wie ist Ihre persönliche Reaktion auf den Text bzw. auf bestimmte Thesen?

B. Erläuterungen zum Partner-Unterricht

Bitte arbeiten Sie bis zum nächsten Kurstag das Ihnen ausgehändigte bzw. genannte Arbeitsmaterial durch. Formulieren Sie bei Ihrer Vorbereitung *schriftlich etwa zehn Fragen;* sie sollten sich sowohl auf einzelne Termini als auch auf die wesentlichen inhaltlichen Argumentationen des Textes beziehen. Dabei soll es sich nicht nur um Fragen handeln, die Sie selber nicht beantworten können, sondern auch um Fragen, die Ihnen selbst zwar klar sind, Ihren Diskussionspartner aber zur Zusammenfassung wesentlicher Inhalte des Arbeitsmaterials anregen.

Liefern Sie bitte eine Kopie der Fragen ohne namentliche Kennzeichnung zu Beginn des Unterrichts beim Dozenten zu dessen Information ab.

Zu Beginn der Stunde teilt sich Ihr Kurs in Zweiergruppen. Innerhalb dieser Zweiergruppen stellt zunächst einer seine erste Frage, der andere versucht zu antworten. Wenn die Frage – soweit in der Zweiergruppe möglich – geklärt ist, stellt der andere seine erste Frage usw. In diesem Rollenwechsel von „Frager" und „Antworter" sollten Sie nach 30 bis 40 Minuten zum Abschluß gekommen sein.

Was Sie beim Partner-Unterricht nicht klären können, bringen Sie bitte ins anschließende Plenum ein.

Zum Abschluß der Unterrichtseinheit erfolgt die Evaluation (s. Anlage 2).

Anlage 1

Evaluation der heutigen strukturierten Gruppendiskussion

Datum: ....

Bewerten Sie jede(r) für sich die heutige Diskussion in der Kleingruppe im Hinblick auf die angegebenen sechs Dimensionen. Besprechen Sie anschließend in der Kleingruppe die Gründe Ihrer Einschätzung.

	stimmt genau					stimmt überhaupt nicht	

A. Aufgaben-Orientiertheit
Die Gruppenmitglieder blieben beim Versuch, das Material zu verstehen, „hart am Ball".

1   2   3   4   5   6   7

B. Verständnis
Die Gruppe hat die Thematik in allen Einzelheiten verstanden.

1   2   3   4   5   6   7

C. Teilnahme
Alle Gruppenmitglieder nahmen an der Diskussion teil.

1   2   3   4   5   6   7

D. Zuhören
Alle Diskussionsbeiträge wurden von der Gruppe beachtet und verwertet.

1   2   3   4   5   6   7

E. Klima der Beziehungen
Die Gruppenatmosphäre war freundlich und entspannt.

1   2   3   4   5   6   7

F. Kommunikation von Gefühlen

Die Gruppenmitglieder verständigten sich nicht nur über „Tatsachen", sondern auch über gefühlsmäßige Reaktionen.	1 2 3 4 5 6 7

Wie könnten Sie – als Gruppenmitglied – die nächste Sitzung verbessern?

Anlage 2

Evaluation der heutigen Unterrichtseinheit

Datum: ....

Heute war der Unterricht

aktivierend	3	2	1	0	1	2	3	lähmend
verständlich	3	2	1	0	1	2	3	unverständlich
demokratisch	3	2	1	0	1	2	3	autoritär
angenehm	3	2	1	0	1	2	3	unangenehm
koordiniert	3	2	1	0	1	2	3	unkoordiniert

Für den heutigen Kurs habe ich mich ca. ... Stunde(n) vorbereitet.

Register

Die in den vorangegangenen Abschnitten zusammengestellten anatomischen und klinischen Termini sowie die Wortstämme, Präfixe, Suffixe, Zahlwörter und Einzelbegriffe sind im Register vollständig verzeichnet, die Beispiele sind dagegen nicht berücksichtigt. Deren Bestandteile sind jedoch zum größten Teil über das Register leicht auffindbar. Querverweisungen sind ebenfalls aufgenommen.

EFFEKTIVES LERNEN

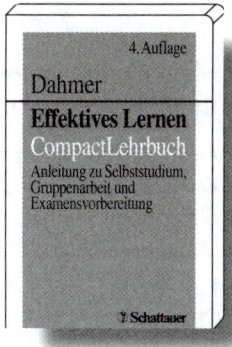

Dahmer/Dahmer
Effektives Lernen
CompactLehrbuch
Anleitung zu Selbststudium,
Gruppenarbeit und
Examensvorbereitung

4. Auflage 1998.
252 Seiten, kart.
ISBN 3-7945-1831-4

„Lernen macht Spaß" – Das ist das Leitthema dieses bewährten Arbeitsbuches, das allen, die gern rationell arbeiten und sich auf Prüfungen vorbereiten, das Lernen erleichtern soll.

Das Buch vermittelt praktisch anwendbares Wissen aus der Lernpsychologie, mit dem der Leser leichter lernen, besser behalten und Gelerntes in Prüfungen reproduzieren kann. Besonders ausführlich werden Motivation, Arbeit selbständiger Lerngruppen, höhere Lernformen und praktische Examensvorbereitung behandelt.

Ein „Roter Faden" am Ende jedes Kapitels dient der schnellen Wiederholung und dem Überblick. Die angebotenen Lösungen zu den Aufgaben gestatten es dem Leser, den eigenen Lernerfolg zu kontrollieren, „...denn nichts motiviert mehr als der eigene Erfolg".

Es war noch nie so einfach, Schattauer-Titel zu bestellen!
http://www.schattauer.de

NACHSCHLAGEWERK

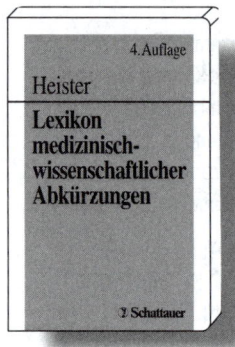

Heister
Lexikon medizinisch-wissen-
schaftlicher Abkürzungen

4. Auflage 1998. 456 Seiten mit
einem Verzeichnis der wichtigsten
medizinisch-naturwissenschaftlichen
Periodika gemäß Index Medicus,
über 20000 Stichwörter, kart.
ISBN 3-7945-1843-8

Die kaum überschaubare Anzahl von Abkürzungen ist aus der medizinischen Fachsprache heute nicht mehr wegzudenken.

Dieses handliche Lexikon bietet allen, die in Klinik und Praxis, Forschung und Lehre, Studium und Pflege mit medizinischer Terminologie konfrontiert sind, die Aufschlüsselung von mehr als 20.300 Abkürzungen aus allen für die Medizin relevanten Sprachen. Zusätzlich enthält das Buch ein übersichtliches Verzeichnis der wichtigsten Zeitschriftentitel und deren Abkürzungen gemäß dem Index Medicus.

„Das Buch ist umfassend und sucht in der Reihe ähnlicher Werke seinesgleichen ..."

„Ein solches kurzgefaßtes Nachschlagewerk gehört eigentlich in jeden medizinischen Bücherschrank ..."

Es war noch nie so einfach,
Schattauer-Titel zu bestellen!
http://www.schattauer.de

Irrtum und Preisänderungen vorbehalten